Blumenbar

Das Buch

Gute Nacht, bis morgen ist die Geschichte einer jungen Frau, die sich dagegen wehrt, zum medizinischen Objekt zu werden. Claudia Kotter erzählt von den Höhen und Tiefen eines unmittelbar gelebten Lebens. Ergänzend dazu entsteht durch Interviews mit Freunden und Ärzten, in Briefen und Tagebuchauszügen ein Panorama höchst ungewöhnlicher Freundschaften.

Die Erzählerin

CLAUDIA KOTTER, 1980 geboren, gründete 2003 zusammen mit prominenten Mitstreitern (Jürgen Vogel, Nora Tschirner u. a.) den Verein Junge Helden, der mit unkonventionellen Mitteln Aufklärungsarbeit zum Thema Organspende betreibt. Sie lebt in Berlin.

Die Autorin

ANKE GEBERT ist freie Autorin und Biografin. Zu ihren neuesten Veröffentlichungen zählen das Memoir *Die Strafverteidigerin* und der Roman *Die Summe der Stunden*. Anke Gebert lebt mit ihrer Familie in Hamburg.

Anke Gebert

Gute Nacht, bis morgen

Claudia Kotter erzählt
die Geschichte ihres Lebens

Blumenbar Verlag

Für meine kleine Schwester.
Mein Herz, du vervollständigst mich.

PROLOG

Mein Name ist Claudia Kotter.

Wenn dieses Buch erscheint, feiere ich meinen Geburtstag.

Ich werde dreißig Jahre alt.

Und ich habe eine Geschichte, die ich erzählen möchte.

Ich war sieben Jahre alt, als meinen Eltern prophezeit wurde, dass ich keine achtzehn werden würde: Man hatte bei mir eine sehr seltene und unheilbare Erkrankung festgestellt.

Meinen achtzehnten Geburtstag feierte ich dann groß – ohne dass wir an die Prophezeiung von damals dachten. Als ich einige Jahre später in San Diego lebte und das Gefühl hatte, die Welt gehöre mir, kam alles anders.

Zurück in Deutschland eröffnete man mir, dass ich keinen Tag länger leben könnte, wenn mir nicht innerhalb kürzester Zeit eine neue Lunge transplantiert würde. Ich war damals 21 Jahre alt.

Es dauerte weitere vier Jahre, bis ein Spendeorgan für mich gefunden wurde – doch ich wartete nicht, ich lebte.

Als dann endlich eine neue Lunge für mich kam, war ich so geschwächt, dass die Ärzte darüber debattierten, ob man mich überhaupt noch operieren könne. Man transplantierte dennoch. Ich überlebte.

Seitdem sind mehr als drei Jahre vergangen. Und seither werden mir immer wieder dieselben Fragen gestellt: Wie haben Sie das geschafft, Frau Kotter?, Genießen Sie nun jede Sekunde Ihres Lebens?, Haben Sie niemals Angst?

Doch, ich hatte und habe oft Angst. Und nein, ich bin natürlich nicht unverwundbar; ich wurde schon oft körperlich und seelisch verletzt. Doch ich antworte meist gar nicht ernsthaft auf solche Fragen, denn um diese geht es in meinem Leben nicht. Kein Mensch kann jede Sekunde seines Lebens bewusst genießen.

Manchmal werde ich auch gefragt, wie ich das viele Auf und Ab in meinem Leben bewältige. Darauf gibt es viele Antworten. Eine ist: Ich will leben!

Mein ganzes Leben gleicht einer Fahrt in einer Achterbahn. Schon als kleines Kind war ich davon fasziniert. Erst durfte ich nicht mitfahren, weil mein Kopf nicht bis an den roten Strich reichte, der markierte, wie groß man sein muss, um mitfahren zu dürfen. Später war ich oft einfach nicht gesund genug.

Meine erste Fahrt werde ich niemals vergessen: Ich stieg in den Wagen mit Menschen, die ich mochte und denen ich vertraute. Wir schnallten uns an. Dann der erste Ruck, die Fahrt begann, es gab kein Zurück mehr. Langsam tuckerten wir die Steigung hoch, alles klang instabil. Dann, plötzlich dieser Knall, das Abkoppeln der Bahn vom Zugseil, und der Wagen rollte los. Es war wie ein freier Fall. Ich hatte Angst. Und ich habe es gleichzeitig geliebt. Dann plötzlich Ruhe, eine langsamere Fahrt, eine weitere Steigung. Ich konnte nachdenken, doch im nächsten Moment ging es noch steiler bergab. Mir blieb die Luft weg. Wir wurden in Kurven nach links und nach rechts gedrückt. Wir hielten uns an den Händen, schrien und lachten und hatten dabei das intensive Gefühl zu leben. Manchmal trieb der Wind uns Tränen in die Augen.

In einer meiner ersten Kindheitserinnerungen sehe ich mich am Rande eines Fußballfeldes stehen, zusammen mit meiner ganzen Familie. Wir trommeln wie verrückt, schreien aus vollem Hals, werfen die Arme in die Luft, um die Mannschaft meines Cousins Daniel anzufeuern.

Ich, damals vielleicht sechs Jahre alt, war völlig hin- und hergerissen: Ich wollte nicht, dass eine der beiden Mannschaften überhaupt verlieren musste, denn das hatte ich schon immer traurig gefunden. Ich schrie und hielt vor Aufregung und Angst die Luft an, sodass ich nach dem Spiel völlig erschöpft war – aber vor allem begeistert vom Sport, vom gemeinsamen Anfeuern und den Gefühlen, die wir geteilt hatten. Aus dieser Verbundenheit entstand ein starkes und unbändiges Gefühl – das einer großen Gemeinsamkeit.

Diese Verbundenheit ist uns auch zu Hause immer wichtig gewesen: Mein Bruder Christian, meine Schwester Angela und ich hatten eigene Zimmer, doch die benutzten wir kaum, denn wir schliefen grundsätzlich bei unseren Eltern. Wir haben lange zu fünft in einem Bett geschlafen. Abends war es wichtig, schnell zu sein, um den besten Platz zu ergattern: den Platz in der Mitte der Familie.

Ich wurde am 1. September 1980 in Frankfurt am Main geboren. Indem mein Bruder sich vor seiner Geburt noch mal gedreht hatte, hatte er wohl festgelegt, dass er, ich und später auch meine Schwester Angela per Kaiserschnitt auf die Welt geholt wurden.

Zunächst lebten wir in Mainz, im Ortsteil Bretzenheim, später in Gonsenheim. Wir wohnten in einer schönen Altbauvilla nah an einem Wald. Meine Mutter und ihre jüngere Schwester, meine Tante Margot, bekamen ihre drei Kinder beinahe zeitgleich. Wir Geschwister wuchsen gemeinsam mit unseren Cousinen Evelyn und Christina und unserem Cousin Daniel auf. Wir haben gemeinsame Urlaube verbracht, jeden Geburtstag und jedes Weihnachtsfest miteinander gefeiert. Für mich waren und sind es Geschwister und meine Tante und mein Onkel zweite Eltern. Ich hatte imponierende Großeltern, die alle viel zu früh gestorben sind. An den Vater meines Vaters habe ich sehr starke Erinnerungen und vor allem an die Mutter meiner Mutter, eine faszinierende Frau. Sie fand für jeden den richtigen Ton und war immer aktiv.

Meine Mutter hat BWL studiert und ist Diplom-Kauffrau. 1987/88 machte sie sich selbstständig und stieg in den Bereich Endoprothetik ein. Mein Vater ist Maschinenbauingenieur, hatte das Unternehmen seines Vaters übernommen. Mittags und abends kamen unsere Eltern aus ihren Büros nach Hause, und wir aßen gemeinsam. Wir brauchten keinen Kindergarten, wir hatten uns – unsere Geschwister, unsere Verwandten, Haus, Garten und einen Dachboden.

An meinem ersten Schultag trug ich ein rotes Kleid mit Koffern darauf, und ich hatte eine weiße Schultüte mit bunten Herzen. Das erste Kinderbuch, das ich geschenkt bekam, hatte den Titel *Ich mag Rot.* Ich besitze es noch heute, und auch meine Vorliebe für die Farbe blieb.

Als ich zur Schule kam, war ich schon krank. Manchmal bin ich morgens aufgewacht, und alles tat mir weh. Wenn ich im Kalten spielte, bekam ich blaue Finger. Ein Kinderarzt erzählte meiner Mutter daraufhin von einer sehr seltenen Krankheit, der Sklerodermie, bei der solche Symptome auftreten. Er hielt diese aber in meinem Fall nicht für wahrscheinlich, denn normalerweise tritt Sklerodermie nur bei Menschen im Alter zwischen fünfzig und sechzig auf. Doch ich bekam wieder und wieder diese blauen Finger, und der Kinderarzt beschloss, der Sache auf den Grund zu gehen.

Christel Kotter

Zu den blauen Fingern kam, dass sich die Haut in Claudias Gesicht sehr straffte. Ein Kinderarzt riet mir, Claudia in der Uniklinik Mainz vorzustellen. Ich weiß es noch genau, als wäre es gestern gewesen: Ein Arzt der Hautklinik untersuchte Claudia, dann holte er kommentarlos einen Kollegen dazu. Daran merkte ich schon, dass etwas nicht stimmte. Ich spürte eine starke Beklemmung und wusste, etwas Bedrohliches kommt auf uns zu, eine Entwicklung, die Schreckliches bedeutet. Der Arzt stellte dann schließlich die Diagnose. Er bedauerte, dass mein Kind keine große Perspektive hätte, weil man Sklerodermie nicht heilen kann und sie meistens einen tödlichen Verlauf nimmt. Er warnte mich davor, aktionistisch nach Lösungen und Heilung zu suchen, und riet mir, lieber die Zeit, die mir mit meinem Kind bliebe, zu genießen.

Der Kinderarzt gab mir dann, ohne dass ich ihn darum gebeten hätte, ein Buch, in dem Beispiele von Patienten mit dieser Krankheit, die katastrophale Verläufe genommen hatte, beschrieben waren.

Sklerodermie ist eine Autoimmunerkrankung, bei der zu viel Kollagen produziert wird; dadurch kommt es zur Verhärtung der Haut und häufig werden auch die inneren Organe angegriffen. Ursachen dafür sind nicht bekannt, und es gibt keine Heilungschancen.

Ich habe das zur Kenntnis genommen und beschlossen, dass das nicht sein kann und darf. Ich habe beschlossen, dass Claudia so lange wie möglich das Leben eines gesunden Menschen leben sollte, einen normalen Alltag also, nicht den eines kranken Kindes. Dafür wollte ich die Verantwortung tragen.

Doch das war schwierig für mich, denn was ist richtig und was ist falsch bei einer Krankheit, mit der sich kaum jemand auskennt und für die es keine gesicherten Therapien gibt? So viel ich gefragt habe, so viele Antworten bekam ich. Und alle meinten es gut. Die, die uns Wunderheiler und Delphinschwimmen empfahlen, und auch die Ärzte, die über das richtige Medikament heftig diskutierten. Es gab keine Erfahrungswerte im Zusammenhang mit Kindern, die an dieser Krankheit leiden. Letztendlich musste immer ich entscheiden und hatte dabei oft die Sorge, meiner Tochter vielleicht das richtige Mittel oder die richtige Therapie verwehrt zu haben, weil ich mich für etwas anderes entschieden hatte. Und doch haben wir immer wieder Ärzte getroffen, die bereit waren, eine Gratwanderung mitzugehen – zwischen notwendigen Klinikaufenthalten, harten Medikamenten und dem normalen Leben mit physiotherapeutischer Begleitung und sportlichen Aktivitäten. Sie haben uns dabei unterstützt, Klinikaufenthalte auf das absolut Notwendige zu beschränken, und haben unsere Reisen, sportlichen Aktivitäten und unseren ausgeprägten Hang zum Feiern im Sinne von Seize the day! *erlaubt. Zugegeben, nicht immer mit Begeisterung! Es war eine lange Phase, in der ich nach Wegen suchte, doch davon sollte Claudia so unbehelligt wie möglich bleiben – und das blieb sie auch.*

Was wir auf jeden Fall in die Tat umsetzten, war: Claudia muss in die Sonne. So sind wir zum Beispiel seit der Diagnose jedes Jahr am zweiten Weihnachtsfeiertag in den Süden geflogen und haben dort mit der ganzen Familie Ferien gemacht, mit viel Zeit für einander, Zeit auch für Claudias Geschwister Christian und Angela.

Meinen Eltern hatte man prophezeit, dass ich keine 18 Jahre alt werden würde. Doch bis ich so alt war, habe ich mich gar nicht als krank wahrgenommen, ich war höchstens manchmal nicht ganz gesund.

Seit ich eingeschult worden war, hatte ich immer mal Beschwerden, sodass ich als kleines Kind manchmal ins Krankenhaus musste oder Medikamente nahm. Mit zehn Jahren wurde ich zum ersten Mal am Knie operiert, weil sich dort der Schleimbeutel entzündet hatte, mit 17 Jahren noch einmal, nach einem Sportunfall. Ich habe kurz nach der Sklerodermiediagnose mit regelmäßiger Krankengymnastik begonnen, mich dabei aber nie krank gefühlt. Auch wenn ich in der Schule öfter fehlte.

Eines Tages sollten wir einen Aufsatz über einen Raben schreiben, aber mich interessierte dieser Rabe überhaupt nicht. Also gab ich vor, den Aufsatz wegen Schmerzen in der Hand nicht schreiben zu können. Tage später bedauerte die Lehrerin gegenüber meiner Mutter, dass ich, die doch eine so blühende Fantasie hätte, nicht mitschreiben konnte. Meine Mutter nahm mich daraufhin beiseite und sagte, dass ich meine Krankheit nicht als Vorwand benutzen dürfe und auf diese Weise nur das Mitleid anderer erfahren würde. Sie sagte, meine Krankheit dürfte niemals eine Entschuldigung dafür sein, etwas nicht zu tun. Wenn es Probleme gebe, solle ich mit ihr reden, gemeinsam würden wir immer einen Weg finden.

Nach der Grundschule wollte ich unbedingt auf ein katholisches Mädchengymnasium, auf das viele meiner Freundinnen gingen. Die Leiterin des Gymnasiums kam in den Grundschulunterricht, um uns Schülerinnen zu beobachten. Ich wusste damals offenbar sehr genau, wie ich einen guten

Eindruck hinterlassen konnte, und setzte das auch gezielt ein.

Auf dem Mädchengymnasium haben sie es dann bald bereut, dass sie mich aufgenommen haben. Wir wurden dort zum Teil von Nonnen unterrichtet. Zum Beispiel wollten sie auf einem Wandertag einen Rollstuhl für mich mitnehmen, für den Fall, dass ich unterwegs plötzlich Beschwerden bekäme. Ich weigerte mich mitzuwandern, wenn der Rollstuhl mitkäme, und setzte den Lehrerinnen auseinander, weshalb.

»Wird denn für alle anderen 28 Kinder auch ein Rollstuhl mitgenommen, für den Fall, dass sie Beschwerden bekommen?«, fragte ich.

Nach zwei Jahren wurde meinen Eltern nahegelegt, mich von der Schule zu nehmen. Ich war denen dort wohl zu eigenwillig, und vielleicht hatte ich auch nicht den gern gesehenen Familienhintergrund, zum Beispiel eine Mutter, die sich nicht ausschließlich in der Schule engagiert. Meine Mutter und mein Vater waren beide voll berufstätig, trotzdem waren sie immer für uns da. Mein Vater legte uns jeden Morgen, bevor er in die Firma ging, ein Briefchen oder eine Zeichnung auf den Tisch.

1990, als ich zehn Jahre alt war, passierte dann etwas sehr Einschneidendes: Mein Vater, damals gerade 48, erkrankte schwer und lag plötzlich in der Uniklinik Mainz. Meine Mutter stieg kurz darauf in die Firma meines Vaters ein – achtzig Mitarbeiter, die geführt werden mussten. Mein Onkel Klaus, der in der gleichen Branche wie meine Mutter tätig war, führte die Firma meiner Mutter. Außerdem kümmerte sich meine Mutter natürlich um meinen Vater in der Klinik. Unsere Eltern konnten also plötzlich weniger für uns da sein. Meine Tante Margot und die gesamte Großfamilie versorgten uns abwechselnd. Das war für uns alle eine schwere Zeit. Nach zwei Wochen setzten mein Bruder Christian, der damals 13 Jahre alt war, und ich uns ins Arbeitszimmer meiner Mutter und überlegten, wie wir Struktur in unseren Alltag bekämen. Wir beschlossen, dass Christian sich um das große Ganze kümmern sollte und ich mich um meine kleine Schwester Angela. Das haben wir so gemacht, es hat gut geklappt. Und manchmal machen wir es heute noch so.

Angela

Claudia und ich waren als Kinder immer zusammen. Sie war meine große Schwester und mein Vorbild. Claudia hat mir beigebracht, Schuhe zu binden, zu schwimmen, Rad und Rolltreppe zu fahren. Als ich sehr klein war, stritten mein Bruder und sie, in wessen Bett ich schlafen dürfe. Das habe ich genossen, muss ich gestehen. Ich bin lange eher schüchtern, zurückhaltend gewesen. Ich wollte alles nur machen, wenn Claudi es auch machen würde.

Es gibt so viele gemeinsame Erlebnisse, die ich nie vergessen werde. Eines ist mir sofort vor Augen: Wie jedes Jahr hatten wir den Sommer mit unseren Verwandten verbracht. Meine Cousine Evy, die auch meine beste Freundin ist, musste danach zurück nach Freiburg, ich blieb ohne sie in Mainz. Ich war unendlich traurig, hatte Sehnsucht und freute mich auch nicht auf das neue Schuljahr.

Ich zeichnete einen Kalender auf ein großes Blatt, auf dem ich jeden einzelnen Schultag – bis zum Wiedersehen mit meiner Cousine – ausstreichen konnte. Claudia kam ins Zimmer und war entsetzt. Sie sagte: »Angela, du darfst nicht anfangen, die Tage deines Lebens auszustreichen und dich zu freuen, wenn ein Tag vorüber ist. Du musst jeden Tag leben.«

Ich habe das Blatt sofort zerknüllt.

Als mein Vater wieder nach Hause kam, veränderte sich die Situation für alle. Vor der Erkrankung hatte er sich auf dem Höhepunkt seiner Karriere befunden und sich nebenbei stark sozial engagiert. Nun hatte er das Gefühl, uns keine große Stütze mehr sein zu können. Mein Vater war vorher nie krank gewesen, plötzlich hatte ich Angst um ihn. Diese Angst führte dazu, dass ich die Stelle »dein Wille geschehe« im Vaterunser nicht mehr ertragen konnte. Ich weigerte mich in der katholischen Schule, dieses Gebet laut zu sprechen, denn wenn der Herr gewollt hat, dass meinem Vater etwas so Schreckliches geschieht, war das nicht mein Gebet. Außerdem argumentierte ich gegenüber den Lehrern: »Ich kenne den Menschen ja gar nicht, der das Vaterunser geschrieben hat. Ich würde gern mal wissen, wer das war!« Stattdessen lernte ich das Glaubensbekenntnis auswendig und betete das in der Schule vor. Für mich bedeutete es, dass es für jedes Problem eine Lösung gibt, dass es immer einen Weg gibt. Damals war ich zehn Jahre alt, glaube aber bis heute daran.

Wie jedes Jahr fuhren wir damals zum Jahreswechsel ins alte Bauernhaus meiner Großmutter in den Schwarzwald. Mein Onkel Klaus spürte wohl, dass ich mir viele Gedanken machte, kam auf mich zu und sagte: »Mach dir nicht so große Sorgen, Claudi. Ich bin immer für euch alle da und werde niemals zulassen, dass euch etwas passiert.«

Klaus hat sein Versprechen bis heute nicht gebrochen.

Darüber, dass ich krank war, wusste ich schon sehr früh fast alles. Meine Mutter hatte es mir genau erklärt und dabei nichts dramatisiert. Sie sagte, dass es Menschen gibt, bei denen sich das Leben etwas anders gestaltet. Sie wüsste zwar nicht, weshalb das so ist, aber manche müssten eben mehr als andere dafür kämpfen oder arbeiten, gut leben zu können. In meinem Fall sei das so. Ich fand das plausibel.

Ich erlebte all die »Pflichtveranstaltungen«, die mit meiner Krankheit zu tun hatten, auch als aufregendes Happening. Wenn ich in das Deutsche Zentrum für Kinder- und Jugendrheumatologie nach Garmisch-Partenkirchen musste, kamen meine Mutter und meine Schwester mit, und ich bin so lange auf die Barrikaden gegangen, bis die beiden und ich in einem Zimmer schlafen durften.

Einmal war ich im Februar dort und sah aus dem Fenster auf die schneebedeckten Berge in der Nähe der Klinik. Ich lag meiner Mutter in den Ohren, weil ich dort unbedingt Skilaufen wollte. In der Klinik wurde Mittagsruhe gehalten. Mittags zu schlafen, erschien mir schon immer unsinnig, also nutzten wir diese Zeit, um Skilaufen zu gehen. Das Ende vom Lied war, dass mein Knie sich wieder entzündete. Mein behandelnder Professor, der meine Mutter sehr schätzte, machte uns jedoch im Nachhinein keinen Vorwurf – und ich hatte meinen Spaß gehabt.

Zu Hause waren wir immer viele Leute. Sämtliche Freunde durften bei uns übernachten, wir hatten Au-pairs, Verwandte gingen ein und aus. Ich habe mich immer für all die Menschen interessiert und überlegte mir, warum sie so sind, wie sie sind. Ich konnte mir noch nie vorstellen, mich nur in einem Mikrokosmos zu bewegen und allein zu reflektieren. Wenn ich wieder mal in die Klinik musste, dann nahm ich so viel Leben von außen mit wie möglich.

Es gab Zeiten, in denen ich durch meine Krankheit auch problematische Erfahrungen machte. So wurde ich in der vierten Klasse einmal nicht zum Kindergeburtstag einer Freundin eingeladen. Die Mutter hatte Angst, dass es mit mir Probleme geben könnte, denn ich hatte damals krankheitsbedingt ein eingegipstes Bein (wäre ich Eislaufen gewesen, hätte es auch dadurch passiert sein können). Ich durfte also als einzige Freundin nicht zu dem Geburtstag. Ich war vorher noch nie bei dieser Familie zu Hause gewesen, danach wollte ich nicht mehr dorthin. Kurze Zeit danach lud mich mein bester Freund Felix ein. Er und seine Eltern arrangierten, dass ich mit dem Gips bequem durch die Wohnung kam. Auf Enttäuschungen und Rückschläge folgten in meinem Leben stets Erlebnisse, die Hochgefühle auslösten. Das sollte so bleiben.

In der siebten Klasse wechselte ich zu meinem Bruder auf eine private Schule in Wiesbaden. Den ersten Schultag werde ich niemals vergessen: Ich kam aus einer reinen Mädchenklasse und saß nun plötzlich in einem Raum mit zwanzig Jungen. Am selben Nachmittag verkündete ich meiner Mutter, dass ich dort nie wieder hingehen würde. Es dauerte jedoch nicht lange und ich war über jedes weitere Mädchen, das in die Klasse kam, sauer.

Ich entwickelte ein Gespür dafür, was für mich relevant war, was Priorität hatte. Bereits mit elf Jahren stand für mich fest, dass ich Medizin studieren wollte, also überlegte ich mir, welche Fächer dafür wichtig sind und konzentrierte mich ausschließlich auf diese. Den Rest vernachlässigte ich.

Ich suchte so gut wie nie Kontakt zu Kranken. Nur ein Mal freundete ich mich in der Rheumaklinik mit einem Mädchen an. Selbsthilfegruppen haben mich schon damals nicht gereizt. Mich regelmäßig mit denselben Leuten zu treffen, die

die gleiche Krankheit haben, hätte mich deprimiert. Worüber hätten wir sprechen sollen? Über Dosierungen, Therapien, darüber wie es weiter- oder nicht weitergeht? Es tat mir einfach gut, meine »gesunden« Freunde um mich zu haben. Vielleicht ist es aber auch Angst vor der Wahrheit, die mich solche Situationen noch heute meiden lässt.

Manche Kranke hadern mit der eigenen Lage oder geben sich auf. Ich kann das nachvollziehen, aber für mich nicht akzeptieren, denn es wäre gegenüber meinem Umfeld unverantwortlich. Ich kann die Menschen, die mich lieben, nicht einfach stehen lassen. Sie haben mich bis hierher begleitet, also möchte ich sie auch weiterhin mitnehmen.

Ich habe im Krankenhaus oft Mütter erlebt, die ihr krankes Kind am liebsten in Watte gepackt hätten. Hatte ein Kind zum Beispiel Lust, über den Gang zu rennen, wurde es von der Mutter aus Angst vor einem Sturz daran gehindert – statt sich zu freuen, dass das kranke Kind Kraft zeigt.

Auch meine Familie musste lernen, mit solchen Situationen umzugehen. Ich erinnere mich an einen Tag in Florida. In einer Klinik sollte mir, ich war damals vielleicht neun Jahre alt, Blut abgenommen werden. Als mein Vater und ich die Klinik betraten, bekam ich vom Personal einen wunderschönen Heliumballon geschenkt. Auf dem Behandlungsstuhl hielt ich den Ballon stolz in der Hand und ließ ihn nicht aus den Augen. Außerdem freute ich mich auf einen Ausflug mit meiner Familie und Freunden zu *Sea World*, wo ich unter anderem Delfine sehen würde. Es ging mir also gut, während mir die Nadel gelegt wurde. Als ich zu meinem Vater sah, bemerkte ich, dass es ihm nicht gut ging. »Ist alles okay?«, fragte ich.

Später, als sich solche Situationen wiederholten, begriff

ich, dass es für meinen Vater sehr schwer zu ertragen war, wenn schmerzhafte medizinische Eingriffe bei mir nötig waren.

Alles im Leben stellt ein Risiko dar. Wenn kranke Kinder dies nicht als normal erleben, dann werden sie bald nur noch ihre Krankheit leben. Manchen Eltern bereiten die Untersuchungen mehr Schmerzen als dem Kind, das untersucht wird. Das ist nachvollziehbar, kann für das Kind aber problematisch werden. Kinder müssen lernen, diese Situationen durchzustehen, sie gehören schließlich zu ihrem Leben. Kinder sind stark, wenn man sie lässt. Was für sie zählt, ist das Gefühl, nicht allein zu sein.

Selbstverständlich hätten sich meine Eltern ein gesundes Kind und meine Geschwister sich eine gesunde Schwester gewünscht. Trotzdem haben sie sich nie gefragt: »Warum passiert ausgerechnet uns das?« Denn die Frage nach Gerechtigkeit ist eine, auf die es keine Antwort gibt.

Christian (Chris)

Claudia ist nur zweieinhalb Jahre jünger als ich und ist nicht nur meine Schwester, sondern auch eine tolle Freundin. Wenn ich heute ein Problem habe, egal, welcher Art, rufe ich als Erstes meine Claudi an; meistens ist das Problem nach zehn Minuten Telefongespräch dann schon gar keins mehr. (Und bei einem Hypochonder kommen solche Telefonate sehr, sehr oft vor.)

Claudi war immer dabei, oft auch, wenn ich mit meinen Freunden unterwegs war. Sie mochte es schon immer gern, im Mittelpunkt zu stehen, war etwas frecher, hat viel gelacht und ist direkt auf die Leute zugegangen. Stellt man sie in eine Menschenmenge, hat sie kurz darauf fünf neue Freunde. So war sie auch als Kind. Dass sie gehandicapt ist, habe ich erst ziemlich spät wahrgenommen. Claudia wollte nie krank sein; sie meinte, dass Krankheit nicht zu ihr passen würde. Sie hat sich nie mit der Situation abgefunden, sondern einfach immer weitergemacht. Unfair war, dass ihr niemand sagen konnte, welchen Verlauf die Sklerodermie nehmen würde, dass Claudia nie wusste, was auf sie zukommen würde. Auch damit fand sie sich nicht ab. Sklerodermie kann Nieren, Herz, Verdauungstrakt und die Lungen befallen, kann aber auch nichts befallen. Claudia lebte, als würde ihr die Sklerodermie nichts Schwerwiegendes anhaben können – immer aktiv und sogar für mich manchmal in allem viel zu schnell. Als großer Bruder habe ich Claudia dann oft bremsen müssen. Immer der zu sein, der sagt: »So, Claudi, jetzt gehst du aber lieber heim und schonst dich!«, oder »Claudi, hier ist es zu verraucht«, oder: »Das ist doch Quatsch, dafür reicht doch der Sauerstoff gar nicht!«, fiel mir nicht leicht. Ich habe lange gebraucht zu verstehen, dass ich mein kleines Schwesterchen nicht wie ein rohes Ei behandeln darf und nicht immer Angst um sie haben muss. Damals wie heute bewundere ich, wie meine Schwester mit allem umgeht, dass sie alles, was sie anpackt, gut macht, sei es der Umgang mit ihrer Krankheit, mit den Menschen die ihr nahestehen oder ihre Herzenssache, der Verein Junge Helden.

USA, 1997

Zum ersten Mal wirklich krank habe ich mich mit 17 gefühlt. Meine ganze Familie reiste durch Kalifornien. Die Reise von San Diego über L.A. nach Seattle war unheimlich schön und lustig, aber für alle auch sehr anstrengend.

In Portland bekam ich plötzlich keine Luft mehr. Vorher hatte mich schon manches ungewöhnlich stark angestrengt, doch plötzlich konnte ich nicht mehr richtig atmen. An meinen Beinen bildete sich ein Ausschlag und ich hatte Rückenschmerzen. Da wir aber fast jede Nacht in einem anderen Hotel schliefen, schob ich die Schmerzen im Rücken auf die schlechten Betten, den Ausschlag auf das Waschmittel und die Schwierigkeiten beim Atmen auf die Klimaanlagen.

Nach der Ankunft in Deutschland, am nächsten Tag, wurde festgestellt, dass ich eine Lungenentzündung hatte. Es dauerte lange, bis es mir wieder besser ging.

Meinen 18. Geburtstag feierte ich im Opelbad in Wiesbaden, einem Freibad auf einem Berg. Nachts um vier Uhr saß ich neben meiner Mutter und sagte zu ihr: »Ich kann nicht mehr.« Ich hatte in der Nacht sehr hohes Fieber bekommen, konnte kaum noch gehen und hustete unentwegt. Mein damaliger Arzt in Wiesbaden sah mich an, sagte kein Wort und legte mich auf die Intensivstation. Ich weiß noch, dass ich in diesem Bett lag und mich fragte: »Was passiert hier gerade?«

Es war ein starker Schub meiner Krankheit, der sich unter anderem auf die Lunge ausgewirkt hatte. Bei Sklerodermieschüben wird übermäßig viel Kollagen produziert, das sich im Gewebe anlagert. In meinem Fall in der Lunge, die sich verhärtete; es kostete mich mehr Kraft, zu atmen, wodurch sich die Belüftung der Lungenflügel und der Sauerstoffaustausch erschwerten. Diese Schübe kamen in unberechenbaren Abständen.

Von diesem Tag an wurde ich mit Kortison behandelt. Immerhin elf Jahre später, als andere Ärzte es vorgehabt hatten. Mein Körper sprach dann gut darauf an, und mir ging es bald besser. Ich beschloss, Kraft und Kondition zu trainieren, weil ich trotz des Defekts in der Lunge die gleichen Leistungen erbringen wollte wie zuvor.

Kurz darauf stand ich in dem trashigen Fitnessstudio von Alex, den ich über einen Freund kannte, und trainierte zwischen lauter Muskelprotzen. Alex verstand mein Anliegen sofort und kniete sich voll rein. Ich wusste, dass dieses Training genau das Richtige für mich war, dass ich auf keinen Fall in eine Reha oder Ähnliches gehen wollte, ich war überzeugt, dass das Extreme mir helfen würde, in diesem Fall eine Umgebung, in der Leute hardcore trainierten. Zwei Jahre ging ich dorthin, zum Schluss täglich. Ich war so weit stabilisiert, dass ich mit meiner Lunge leben konnte, als hätte ich nie einen schweren Schub gehabt. Ich ging Skilaufen, machte anderen Sport – und eine Infusionstherapie im Krankenhaus.

Die Schule hatte unter all dem gelitten, also suchte ich in Wiesbaden die Schule für Kranke auf, in der die Lehrer zu den Patienten kommen, ob in die Klinik oder nach Hause, um sie zu unterrichten. Meiner Lehrerin, Frau Wiedenrodt, habe ich es zu verdanken, dass ich Abitur machte, sie hat mich wirklich durch die Prüfungen geboxt.

Im Unternehmen meiner Mutter absolvierte ich ein Jahr lang ein Praktikum im Bereich Marketing und Public Relations. Danach begann ich an der Fachhochschule in Wiesbaden BWL zu studieren. Doch ich merkte bald, dass dieser Fachbereich nicht wirklich das Richtige für mich war, ich stellte auch das Studieren an sich in Frage und hatte das Gefühl, Zeit zu verlieren. Nebenbei habe ich soziale Krankenhausprojekte unterstützt. Ich war zwanzig Jahre alt. Und ich verliebte mich das erste, das zweite, das dritte Mal …

Nachdem ich den Sklerodermieschub in der Nacht meines 18. Geburtstags beinahe nicht überlebt hatte, fing ich an, die Dinge anders zu sehen: Leben und Tod passieren. Menschen kommen und gehen. Menschen werden krank, auch wenn uns das nicht gefällt. Man muss aufwachen und das akzeptieren. Dieses »später« und dieses »eines Tages« gibt es einfach nicht. Das Leben findet jetzt statt, man kann es nicht verschieben.

Im März 2002 beschloss ich dann, nach San Diego zu gehen.

SAN DIEGO, FRÜHJAHR 2002

Ben, ein Freund, den ich 1997 auf Norderney kennengelernt hatte und der, als er auf Weltreise ging, sporadischen Kontakt zu mir hielt, rief im Februar 2002 an, weil er wissen wollte, wie es mir ging. Kurz darauf besuchte er mich in Mainz und bestätigte mich in meinen Plänen, nach San Diego zu gehen. Er hatte Freunde dort, zu denen ich Kontakt aufnehmen konnte und die ich sicher mögen würde. Außerdem lebten meine Cousine Chrissi und ihr Freund Jojo in San Diego. Ich freute mich auf das bevorstehende Abenteuer. Ich machte noch von Deutschland aus eine Sprachschule ausfindig, eine WG, in der ich mit drei Mädchen wohnen würde, und ein Krankenhaus, in dem ich meine Infusionstherapie fortsetzen konnte. Ich kontaktierte Bens Freund Erik und erklärte ihm vorab, dass ich nicht ganz gesund sei. Es war mir immer wichtig, niemanden diesbezüglich zu verunsichern, jeder sollte das Gefühl haben, mich alles fragen zu können.

Erik holte mich noch am ersten Abend aus der WG ab. Ben hatte mit seiner Vermutung völlig recht: Wir verstanden uns sofort.

Ich lernte über Erik und Emilie, eine meiner Mitbewohnerinnen, eine Menge Leute kennen, die von überall her kamen. In San Diego hatte ich das Gefühl, die Welt gehöre mir, ich war frei, die Tage waren unbeschwert. Ich war dort nicht als Tourist, sondern ich lebte in diesem Land, ich lebte mit meinen Freunden. Ich fühlte mich einfach wohl. Die Tage waren mit alltäglichen Dingen gefüllt, wie Sprachschule, Strand oder einfach nur da sein. Ich polierte meine Sprachkenntnisse auf und ging täglich zu meiner Physiotherapeutin.

Ich war glücklich, so glücklich, dass ich erwog, zum Studieren in San Diego zu bleiben. Ich liebäugelte tatsächlich damit, denn San Diego bedeutete ein Leben am Meer und in der Sonne, beides nicht nur faszinierend, sondern auch gut für mich. Die Winter in Deutschland dagegen bereiteten mir Schwierigkeiten. Ich überlegte mir, in den Fachbereich Meeresbiologie (der mit *Sea World* zusammenarbeitete) zu wechseln, weil die Meeresbiologen einfach den schönsten Campus hatten – direkt am weißen Sandstrand, das Meer vor der Tür.

Das Leben war unbeschwert und absurd leicht. Wir machten bei Marktforschungsstudien mit, streiften dabei zum Beispiel verschiedene Kondome über Zucchini und testeten die Abrolleigenschaften. An solchen Studien durften Ausländer teilnehmen; wir bekamen dafür 40 Dollar und eine bizarre Erinnerung.

An einem Sonntag waren Chrissi, Jojo und ich Rollschuhlaufen. Ich merkte plötzlich, dass es mich sehr anstrengte, und konnte mir das nicht erklären. Abends lag ich in der WG auf dem Sofa und sah *Never Been Kissed* mit Drew Barrymore. Ich fing leicht zu husten an. Nachts nahm ich eine ziemliche Menge Codeintropfen gegen den Hustenreiz und konnte am nächsten Tag nicht in die Sprachschule gehen. Mittags fühlte ich mich besser. Wir waren wie immer am Strand. Als ich zur Toilette ging, fiel es mir schwer, die Treppe hochzusteigen; es wurde zu anstrengend. Abends war ich dann mit Erik auf einer Campusparty, als ich plötzlich stark zu husten begann. Im nächsten Moment blutete ich aus dem Mund. Ich blutete so stark, als wäre durch den Husten ein Gefäß geplatzt. Ich stand auf der Toilette, hustete, blutete und dachte: Was passiert mir gerade?

Erik rief Chrissi und Jojo an, sie kamen direkt in die

Klinik. Dort wurden Röntgenaufnahmen gemacht, und ich musste unglaublich viele Fragen beantworten. Ich glaubte, sie bezögen sich auf den ersten Sklerodermieschub, den ich vier Jahre zuvor gehabt hatte. Ich dachte in der Klinik, dass die Amerikaner ihrem Hang zur Übertreibung, zum Drama nachgaben. Ich hatte doch inzwischen wieder alles machen können, Skifahren, Skaten, Feiern! Weil meine Freunde bei mir waren und ein Auge auf mich und alles, was geschah, hatten, fühlte ich mich in dem Krankenhaus jedoch sicher. Wir vereinbarten mit den Ärzten, mir meine alten Röntgenaufnahmen aus Deutschland schicken zu lassen, damit sie mit den neuen verglichen werden konnten. Mein Bruder Christian besorgte die Aufnahmen und schickte sie über Nacht mit FedEx nach San Diego. Ich ließ mich darauf ein, bis dahin in der Klinik zu bleiben, und wie immer, wenn es mir schlecht ging, telefonierte ich lange mit meinem Vater.

Da lag ich nun – braun gebrannt, mit Walkman und Mixtape – und schlief tatsächlich irgendwann ein. Noch bevor die Röntgenaufnahmen eingetroffen waren, untersuchte man mich erneut und riet mir, dringend nach Deutschland zurückzukehren, weil man mich nicht mehr lange für transportfähig hielt. In diesem Moment glaubte ich wirklich, die Amerikaner spinnen.

Als die Röntgenbilder kamen, ging niemand mehr richtig darauf ein. Es ging nur noch darum, entweder sofort zurück nach Deutschland zu fliegen oder in San Diego im Krankenhaus zu bleiben und mit einer Therapie zu beginnen.

Ich rief meine Mutter an, die gerade auf einem Kongress war, und sagte ihr nur kurz, dass ich erst mal nach Hause käme, um in Deutschland ein paar Untersuchungsergebnisse prüfen zu lassen. Es war geplant gewesen, dass mein Onkel im Sommer mit uns allen in die USA fliegen würde. Darum verabschiedete ich mich von meinen Freunden so, als würde ich in wenigen Wochen zurückkommen. So auch von meiner Therapeutin, die ich in der Zeit fast täglich gesehen und die mich, wie viele andere in der Klinik, immer *little girl* genannt hatte. »Pass auf dich auf«, sagte sie. »Deine Sauerstoffsättigung ist gar nicht optimal.« Aber auch das nahm ich nicht weiter ernst, weil Messgeräte häufig nicht zuverlässig sind. Jeder, auch jeder gesunde Mensch, hat ab und zu schwankende Werte. Wenn meine Finger blau waren, hatte ich oft zu niedrige Sauerstoffsättigungswerte, obwohl es mir gut ging.

Ich bekam bei der Entlassung zur Sicherheit eine Sauerstoffflasche, die ich nach Verlassen des Krankenhauses aber nicht benutzte. Ich wollte mit meinen Mitbewohnerinnen zum Abschied noch einen netten Abend in der WG verbringen, und wir gingen in einen Supermarkt einkaufen. Die Regale kamen mir riesig vor, viel größer, als sie waren, weit auseinander stehend, die Gänge lang und endlos.

Es war die Zeit der Fußballweltmeisterschaft. Emilie und ich stellten uns den Wecker auf fünf Uhr, um das Spiel Ecuador gegen Italien zu sehen. Die Weltmeisterschaft fand 2002 in Korea statt, wegen der Zeitverschiebung mussten wir so früh aufstehen. Am nächsten Morgen verabschiedete ich meine WG-Mädels an der Haustür. Ich sah sie ins Auto steigen und wegfahren. Sie wollten nach Los Angeles zu Six Flag Magic Mountain, einem Achterbahnpark. Schade, eigentlich hatte ich mitgewollt. Ich winkte ihnen nach. »Bis bald!«, war ich mir sicher.

Die Treppe zurück in die Wohnung kam mir ungewohnt steil vor. Chrissi, Jojo und andere Freunde brachten mich zum Flughafen und warteten, bis ich eingecheckt hatte. Wegen eines Hurrikans über Chicago sollte meine Maschine verspätet fliegen. Ich rief meine Freundin Julia in Deutschland an, um ihr mitzuteilen, dass ich losfliegen würde. »Bis bald!«, sagte ich auch zu ihr.

Eine dreiviertel Stunde vor Chicago meldete sich der Pilot über die Lautsprecheranlage und kündigte an, dass der Service eingestellt würde, weil wir in ein extremes Unwetter fliegen würden. Wir sollten auf unseren Plätzen bleiben, die Sitze senkrecht stellen und uns anschnallen. Wir flogen in einen Sturm, der alles übertraf, was ich mir vorstellen konnte. Wir fielen immer wieder in Luftlöcher ab. Die Leute schrien. Der Sturm riss die Maschine hin und her. Und immer wieder ging es bergab. Ich musste an meine Freundinnen im Achterbahnpark denken, setzte den Walkman auf und wartete auf die Landung in Chicago. Als wir endlich landeten, klatschten und jubelten die Passagiere. Der Pilot kam aus dem Cockpit heraus und ließ sich von jedem die Hand schütteln. »God bless you« und »Thank God«, sagten die Leute.

Auf dem Flughafen Chicago hatte ich plötzlich das Gefühl, Fieber zu haben. Es ging mir schlecht, ich war sehr müde und wollte am liebsten auf der Stelle nach Hause. Ich eilte zum Gate meines Anschlussfluges. Dort warteten eine Menge Menschen, viel mehr, als in eine Maschine passen würden. Auf Grund des Sturms waren zwei Flüge ausgefallen. Man bot mir Geld und einen Freiflug zurück in die USA an, wenn ich über Florida fliegen würde. Hätte ich mich besser gefühlt, hätte ich das Angebot sofort angenommen, doch nun bat ich die Frau am Schalter, mich unbedingt mit dieser nächsten Maschine nach Deutschland fliegen zu lassen, weil ich sehr krank sei. Die Frau sah mich an, setzte mich sofort auf einen Stuhl und gab mir ein Business-Class-Ticket.

Während des Fluges begann mein Herz bis zum Hals zu schlagen. Ich bekam keine Luft mehr, in mir wurde alles taub. Mein Bewusstsein schwand. Es lagen bestimmt noch zehn Stunden Flug vor mir. Ich begann zu weinen. In meiner Nähe saß eine Gruppe Männer, die wohl aus einem gemeinsamen Urlaub kamen. Einem von ihnen fiel auf, dass mit mir etwas nicht stimmte, und er holte eine Stewardess. »Ich kenne meinen Körper, ich brauche unbedingt Sauerstoff!«, sagte ich. Kurz darauf stand der Kopilot neben mir und meinte, dass sie meinetwegen zurückfliegen könnten, er wegen des starken Sturms jedoch nicht sicher sei, ob sie eine Landegenehmigung bekämen. Er fragte mich, ob ich bis zum nächstmöglichen Flughafen durchhalten würde. Wir befanden uns bereits über dem Meer. Sie ließen sich genehmigen, die Flughöhe zu reduzieren, und gaben mir Sauerstoff. Augenblicklich ging es mir etwas besser, die große Flughöhe und die dadurch entstehenden veränderten Druckverhältnisse hatten meine Beschwerden verschlimmert. Eine Stewardess betreute während des gesamten Fluges fast nur mich, der Kopilot kam in regelmäßigen Abständen, um nach mir zu sehen. Er fragte mich, ob ich von Bord aus Kontakt nach Hause aufnehmen wolle. Ich lehnte ab, denn ich stellte mir vor, wie sehr das meine Familie beunruhigen würde, dass sie sicherlich sofort mit einem Jet angeflogen kämen, um von diesem aus in mein Flugzeug überzusetzen.

Meine Erinnerungen an diesen Flug sind lückenhaft, denn ich driftete immer wieder weg. Wenn ich mal einnickte, erholte ich mich nicht, weil ich kaum Luft bekam. Mein Herz konnte nicht ausreichend Blut in die Lunge pumpen, und deshalb staute sich das Blut zurück. Dadurch vergrößerte sich das Herz stark, spannte an, und ich hatte permanent zu wenig Sauerstoff. Das Atmen wurde immer schwerer. Ich fühlte mich, als wäre mein Körper viermal so dick, als würde ich platzen. Der Gang zur Toilette war so beschwerlich, als müsste ich einen steilen Berg besteigen.

Kaum waren wir gelandet, ging es mir wieder gut. Ich stand auf und marschierte zum Ausgang des Flugzeuges. Draußen wartete schon ein Rettungswagen auf mich, den man vom Flugzeug aus gerufen hatte. »Ich kann nicht in diesen Rettungswagen steigen. Ich habe meiner Familie nicht offenbart, wie schlecht es mir wirklich geht, und die warten dort draußen fröhlich auf mich und haben keine Ahnung«, sagte ich. Die Stewardess ließ mich gehen.

Lachend empfing mich meine Familie am Gate. Wir fuhren zu einem schönen Abendessen in Mainz, erzählten viel und waren ausgelassen. Ich fand es anstrengend, aber es ging mir viel besser als im Flugzeug. Ich war sehr glücklich, meine Familie wiederzusehen und erzählte nicht, wie es mir die elf Stunden lang im Flugzeug ergangen war. Dass ich eher zurückgekommen war, beunruhigte niemanden wirklich, weil ich schon mehrmals mein Rückflugticket verlängert hatte und man bei United Airlines angekündigt hatte, sich kein weiteres Mal darauf einzulassen.

Am nächsten Morgen erwachte ich mit starken Schmerzen und konnte mich nicht mehr bewegen. Meine Knochen und Gelenke brannten, ich hatte Fieber und das Gefühl, im nächsten Moment zu ersticken. Mein damaliger behandelnder Professor war im Urlaub, also veranlasste eine Kollegin von ihm ein CT meiner Lunge. Danach wollte der Radiologe, der die Aufnahme gemacht hatte, meine Mutter allein sprechen. Ich sprang von der Liege auf und sagte, dass ich dabei sein wollte. Er erklärte meiner Mutter, dass diese Lunge in meinem Körper gar keine Lunge mehr sei und ich mich im absoluten Endstadium einer starken Lungenfibrose befände. Er sagte auch, dass dies irreversibel und ein absolutes Desaster sei. Der Radiologe setzte dabei einen Blick auf, der verriet: Das Mädchen wird nicht mehr lange leben. Ich realisierte erst gar nicht, was der Mann soeben gesagt hatte, schob meine Müdigkeit, Erschöpfung, Atemlosigkeit und den Husten (welche allesamt deutliche Symptome einer Lungenfibrose sind) auf den langen Flug und den Jetlag und schimpfte auf dem Weg zurück zur Ärztin über ihren Kollegen.

Die Ärztin sah sich die Röntgenbilder an und verließ wortlos das Zimmer. »Drehen jetzt in dieser Klinik alle durch? Wollen wir nicht warten, bis mein Professor aus dem Urlaub zurück ist?«, fragte ich meine Mutter. Ich wollte nur noch nach Hause ins Bett. Die Ärztin kam zurück in den Raum und meinte, dass sich meine Lunge auf katastrophale Weise verändert hätte und dass ich, wenn nicht innerhalb kürzester Zeit Herz und Lunge transplantiert würden, keine Überlebenschancen hätte. Mein Herz war riesig geworden, weil es vergeblich versucht hatte, Blut in die zerstörte Lunge zu pumpen. Die Ärztin konnte nicht fassen, dass ich den Flug überhaupt überlebt hatte. Und ich dachte nur daran, dass ich 48 Stunden zuvor noch in San Diego am Strand gestanden hatte – mit dem Gefühl, die Welt gehöre mir. Ich starrte die Ärztin an. Was sie sagte, kam gar nicht bei mir an. Ich fragte, ob ich jetzt nach Hause gehen könne. Sie verließ erneut den Raum. Ich redete auf meine Mutter ein; ich wollte unbedingt nach Hause. Meine Mutter überredete die Ärztin, sie argumentierte, dass ich in meinem Leben schon so oft und so viel in Kliniken gelegen hätte, dass man es auf ein Minimum reduzieren sollte und mir eine Nacht zu Hause sicher guttun würde. Ich warf in die Diskussion ein, dass der seelische Schaden größer als der körperliche wäre, wenn ich ab sofort im Krankenhaus bleiben müsse, und dass bei mir sowieso alles anders als bei anderen Patienten sei.

Ich weiß, dass mich viele Ärzte zunächst für eine störrische Patientin hielten, doch wenn ich wollte, konnte man mir kaum etwas abschlagen. Das Manipulative, das ich damals ziemlich kultiviert hatte, setzte ich auch an diesem Tag gezielt ein. Schließlich durfte ich nach Hause, weil ich versprach, am nächsten Tag wiederzukommen. Die Ärztin wollte nicht, dass ich fahre, aber wir setzten uns gegen sie durch.

Auf der Fahrt nach Hause begann ich zu verstehen, was meine Mutter in der Sekunde, in der es geschah, begriffen hatte: Die Ärztin hatte zweimal den Raum verlassen, weil sie angesichts der Röntgenaufnahmen meiner Lunge und dessen, was sie mir und meiner Mutter mitzuteilen hatte, um Fassung ringen musste.

Am nächsten Morgen kam meine Mutter zur Tür herein, mit diesem Gang, diesem Beinahe-Schweben, den ich später noch mal an ihr erleben sollte. Und diesem Blick, der mir bereits sagte, dass ich wohl doch nicht den ganzen Tag im Bett bleiben würde. Meine Mutter setzte sich zu mir aufs Bett und erzählte, dass die Ärztin schon sehr früh am Morgen angerufen und gesagt hatte, dass sie die ganze Nacht nicht habe schlafen können, weil sie panisch vor Angst war, dass mir in dieser Nacht etwas zustoßen könnte. Sie meinte, dass sie mich auf keinen Fall hätte nach Hause gehen lassen dürfen. Sie hatte Angst, dass meine Mutter ihr mitteilen würde, ich sei in der Nacht gestorben.

Ich wurde in die Klinik meines Professors verlegt. Julia wich nicht mehr von meiner Seite. Vom ersten Tag an wurde ich mit hohen Kortisondosen behandelt; ich wurde im wahrsten Sinne des Wortes mit Kortison beschossen. Es war die einzige Möglichkeit zu überleben. Wenn diese Therapie nicht anschlagen würde, hätte ich keine Chance, das war allen klar. Es sprach sich herum, dass meine Situation sehr ernst war; ich bekam viel Besuch, doch ich war nur müde und schlief ständig ein. Was für mich wirklich ungewöhnlich war: Mein Handyvertrag war abgelaufen, ich konnte nicht telefonieren, und es war mir plötzlich gleichgültig; ich hatte kein Bedürfnis mehr, mit jemandem zu reden.

Nach und nach schlug das Kortison unerwartet gut an, mein Körper regenerierte sich. Wir saßen viel auf der Dachterrasse der Klinik, wegen der frischen Luft und der Sonne. Aus dieser Zeit gibt es Fotos, auf denen ich sehr braun bin und einige Verbände trage. Durch den Sauerstoff, den ich bekam und die Ruhe des Liegens erholte sich auch mein Herz. Als ich entlassen wurde, fragte ich die Ärztin, die eng mit meinem Professor zusammenarbeitete und bei der ich ein

Abschlussgespräch hatte, wann ich wieder nach San Diego fliegen dürfe. Ich glaube, spätestens in diesem Moment dachte sie, dass ich spinne.

Doch letztendlich bin ich weder nach San Diego noch sonst wohin geflogen.

Die dreiwöchige Kortisonbehandlung hatte mich nach dem Zusammenbruch etwas gestärkt, sodass ich weiterleben konnte, ohne unmittelbar transplantiert zu werden. Aber meine Lunge würde nie mehr richtig heilen.

Ich entschied, wieder mein Programm wie vor dem Schub zu absolvieren: Physiotherapie, Medikamente und so weiter. Ich beschloss, meine Lunge wieder zu stärken.

Nachdem ich lange zu Hause gewesen war, vermisste ich eine meiner besten Freundinnen, Katrin, die inzwischen von New York nach Berlin gezogen war. Ich besuchte sie, wir hatten eine schöne Zeit und überlegten, in Berlin zusammenzuziehen. Es war ein schöner Sommer.

Eines Abends besuchten wir zusammen mit Marc ein Konzert auf der Museumsinsel in Berlin und erzählten viel. Plötzlich bekam ich keine Luft mehr und verlor kurz das Bewusstsein. Marc nahm mich auf den Arm, Katrin lief voraus in Richtung Sanitäter. Noch bevor ich auf der Liege lag, setzte sie sich in den Rettungswagen und verkündete: »Ich fahre mit!« Einer der Sanitäter entgegnete: »Schön, aber wir fahren gar nicht.« Katrin antwortete: »Aber wenn Sie fahren, dann fahre ich mit!« Die Sanitäter versuchten sich um mich zu kümmern. Ich sagte ihnen, dass ich unbedingt Sauerstoff bräuchte, denn ich hätte Sklerodermie mit Lungenbeteiligung. Plötzlich herrschte Totenstille im Wagen. Einer der Sanitäter schaute von einem zum anderen und sagte schließlich: »Oh Gott, das Thema haben wir in der Ausbildung angerissen, es galt aber als nicht relevant, weil diese Krankheit so selten vorkommt. Und nun stehen wir hier und haben keine Ahnung.« Ich sah daraufhin den Sanitäter an und sagte: »Interessant. Müsste ich jetzt beunruhigt sein oder Sie?«

Der Sanitäter meinte: »Ehrlich gesagt, bin ich jetzt beunruhigt.«

Ich fragte ihn: »Würde es Ihnen helfen, wenn ich Ihnen sage, was jetzt gut für mich wäre?«

Er antwortete: »Ja.«

Katrin erzählte mir später, dass sie in diesem Moment am liebsten nach einem anderen Rettungswagen Ausschau gehalten hätte. Schließlich sagte ich den Sanitätern, dass ein EKG gemacht, die Sauerstoffsättigung festgestellt werden müsste und ich Sauerstoff bräuchte. Und ich hatte am Ende alle Formulare auf dem Schoß, die ich selbst ausfüllte. Mit Katrin fuhr ich dann in die Charité-Rettungsstelle, zum ersten Mal in meinem Leben. Durch den Sauerstoff, den ich schon bekommen hatte, ging es mir bereits besser. In der Rettungsstelle lachten Katrin und ich über die völlig irritierten Sanitäter auf der Museumsinsel. Bis eine Schwester zu uns kam und fragte, ob wir bitte etwas leiser sein könnten, denn auf dem Flur gebe es Leute, die wirklich krank seien. Darauf entgegnete Katrin: »Wir sind auch wirklich krank!« Ein Arzt kam und sagte mir, dass ich in der Klinik bleiben müsse. Ich erklärte ihm, dass meine Lunge therapiert worden sei und ich nicht bleiben wolle. Ich musste unterschreiben, dass ich auf eigene Verantwortung ging.

Bei Katrin zu Hause wurde alles noch schlimmer, und wir fanden uns am nächsten Tag auf der rheumatologischen Station der Charité wieder. Eine Schwester zeigte mir das Zimmer, und Katrin fragte sofort: »Haben Sie auch noch ein anderes?«

»Nein«, war die Antwort. Das Zimmer lag im 17. Stockwerk, Katrin versuchte vergeblich, das Fenster zu öffnen. Die Schwester erklärte, dass man dadurch verhindern wolle, dass sich die Leute aus den Fenstern stürzten. Es blieb uns nichts anderes übrig, als das Zimmer dann trotzdem zu nehmen. Katrin verschwand und kam mit Sonnenblumen, Tischdecke, Obst, Süßigkeiten und Kerzen wieder. Innerhalb von Minuten verwandelte sie das Kranken- in ein Wohnzimmer. Die Schwester verbot uns jedoch, die Kerzen anzuzünden.

Durch das Fenster im 17. Stock konnten wir sehen, dass ein starker Sturm aufzog. Es war, als würde sämtlicher Staub der Stadt aufgewirbelt. Es sollte der Sturm werden, bei dem einige Menschen ums Leben kamen, weil die Unwetterwarnungen zu spät herausgegeben worden waren.

Katrin und ich hatten Hunger, orderten ein Taxi, fuhren zu einem kleinen italienischen Restaurant nahe der Charité, aßen dort gemütlich und fuhren wieder zurück. Katrin schlief in dieser ersten Nacht bei mir.

Katrin (Tati)

Claudi ist eine meiner besten Freundinnen. Wir kennen uns schon aus dem Sandkasten. Unsere Eltern sind befreundet. Als Claudi und ich Kinder waren, gab es regelmäßige Treffen unserer Familien. Danach verloren wir uns aus den Augen, weil meine Familie ins Ausland ging. Unser Wiedersehen, als wir 16 Jahre alt waren, werde ich nicht vergessen. Erst saßen wir mit den Erwachsenen im Wohnzimmer, dann zogen Claudi und ich in mein Zimmer um und quatschten stundenlang. Irgendwann kam meine Mutter herein und meinte: »Wir wollen jetzt endlich nach Hause.« Claudi und ich waren entsetzt: »Das geht jetzt nicht. Wir reden gerade. Wir mögen uns jetzt!« Es war Liebe auf den ersten Blick.

Es war 1996, in der Zeit der Faxgeräte. Wir schickten uns seitenweise Briefe per Fax. Die habe ich alle noch. Wir verloren uns seitdem nicht mehr aus den Augen. Wir verreisten gemeinsam, ich besuchte sie und sie mich. Irgendwann bezogen wir in Berlin unsere erste eigene Wohnung. Es war eine tolle Zeit, mit Claudi gemeinsam diese Stadt zu erobern. Es war der Sommer 2003, ein Sommer voller Konzerte und Partys, gemeinsamer Kochabende und einer unvergesslichen Bootstour. Wir bauten Billy-Regale zusammen, dekorierten unsere Wohnung und hatten pausenlos Freunde zu Besuch. Wir waren das Dream-Team, alles war ein Riesenspaß.

Dann kam der Winter, und mit Claudi ging es gesundheitlich immer stärker bergab; sie kam öfter in die Klinik. Und sie musste immer länger dort bleiben. Claudis Mama kam, die Geschwister, Freunde. Wir wechselten uns ab, so gut es ging. Es war ein Ausnahmezustand. Ich machte meine Ausbildung, musste zur Arbeit, musste sehen, dass mein Alltag funktionierte. Und ich war wütend, denn ich wollte meine Freundin zurück, die da war, wenn ich abends nach Hause kam, mit der ich Partyabende und Wochenendausflüge planen konnte. Ich wollte unseren Sommer zurück! Gleichzeitig quälte mich mein Gewissen. Wie konnte ich nur so egoistisch sein, während Claudi in der Klinik mit ganz anderen Schwierigkeiten zu kämpfen hatte! Dazu kam der Druck, den ich mir selbst machte: Du musst deinen Alltag meistern! Du musst für Claudi da sein! Du musst jetzt stark sein!

Es war nicht einfach. Wir stritten uns oft in dieser Zeit. Aber so viel zusammen durchzustehen hat unsere Freundschaft nur noch stärker gemacht. Ich habe so manches von Claudi gelernt. Dass es Dinge gibt, die man nicht beeinflussen oder ändern, die man aber annehmen kann – um dann das Beste draus zu machen. Und Claudi hat sehr früh, schon als Kind, begriffen, dass das Leben nicht selbstverständlich ist. Dadurch hat sie vielen von uns etwas voraus.

Am nächsten Morgen kam der Professor der Rheumatologie, der mich sehr beeindruckte, zur Visite und sprach Englisch mit mir, weil er glaubte, ich stamme aus San Diego. Ich wiederum fand es beeindruckend, dass man in der Charité offenbar davon ausgeht, dass alle Patienten, die dort behandelt werden, Englisch verstehen. Und ich dachte, der Professor sei Amerikaner, weil er so gut Englisch sprach und mehrere amerikanische Zertifikate hatte. Es dauerte zwei Tage, bis wir begriffen, dass wir auch Deutsch miteinander sprechen konnten.

Meine Mutter war zu dieser Zeit auf einem Kongress und schickte mir einen Rosenstrauß, der so groß war, dass ich ihn in einem Putzeimer unterbringen musste. Mit meinem Vater telefonierte ich ständig, um alles mit ihm zu bereden. Mein Bruder war auf Mallorca und plante die Rückreise über Berlin, um mich von dort aus mit nach Mainz, nach Hause zu nehmen. Ich bekam Kortison in Tablettenform, es ging mir besser, ich war recht vergnügt. Dann passierte etwas, das mein Leben für immer verändern sollte.

Eine Ärztin der Rheumatologie brachte mich zu Professor Witt, ohne mir zu sagen, weshalb. Professor Witt ist auf Lungentransplantationen spezialisiert, auch das wusste ich nicht, als ich ihm damals plötzlich gegenüber saß. Ich trug an dem Tag eine hellblaue Jeans, ein rotes Poloshirt, eine dunkelblaue Kappe und eine Sommertasche. Professor Witt saß über meinen Befunden und wollte zunächst nicht glauben, dass ich Claudia Kotter war, die Frau, von der diese katastrophal aussehenden CT-Aufnahmen von der Lunge stammten. »Ganz ehrlich«, sagte er, »Sie sehen aus, als wollten Sie gerade zum Strand.« Er holte Frau Dr. Liebers dazu, beide sahen nochmals auf die Bilder. Professor Witt gab mir seine

Karte und riet mir, mit meiner Mutter in seine Sprechstunde zu kommen. Er sagte auch etwas über Transplantation, und dass ich mit meiner Lunge nicht mehr lange weiterleben könne. Es erinnerte mich an das Gesagte nach meiner Rückkehr nach Mainz, doch dieses Mal kam es sofort bei mir an und verstörte mich zutiefst.

Auf dem Weg zurück auf meine Station passte ich die Ärztin ab, die mich so ungeschützt dem Gespräch über Transplantation ausgesetzt hatte. Ich sagte ihr, dass es sein könne, dass sie viel medizinisches Wissen habe – auch über Sklerodermie – menschlich jedoch fände ich es unverantwortlich, wie sie mit mir als Patientin umgegangen sei. Ein 21 Jahre altes Mädchen, allein in einer fremden Stadt, einer Situation auszusetzen, in der ein fremder Professor plötzlich ernsthaft über Transplantation spricht, das sei unverantwortlich. Ob sie sich nur annähernd vorstellen könne, was das in einem Menschen auslösen, welche Konsequenzen er ziehen könnte.

Mein Bruder holte mich kurz danach ab; gemeinsam fuhren wir nach Hause, wo auch schon meine Schwester wartete. Im August fuhr ich mit meiner Mutter nach Berlin – in die Sprechstunde von Professor Witt. Er erzählte uns auf beeindruckend sachliche und Vertrauen erweckende Art, wie er den Zustand meiner Lunge einschätzte und dass er mich für einen Menschen halte, der beste Voraussetzungen mitbringe, eine Transplantation gut zu überstehen. Die Begegnung mit meiner Mutter wird mit zu dieser Einschätzung beigetragen haben; er muss gespürt haben, dass sie eine starke Persönlichkeit ist und ich außer ihr weitere Menschen in meiner Familie habe, die mir starken Rückhalt geben.

BERLIN, HERBST 2002

Bis zum Oktober flog ich öfter nach Berlin, um bei Professor Witt die nötigen Voruntersuchungen für eine Transplantation zu machen. Im Oktober meinte er dann, dass er mich durchgehend in Berlin wissen möchte. Im November zogen Katrin und ich in unsere Wohnung in Prenzlauer Berg. Gemeinsam mit meinem Vater machte ich in meinem kleinen VW Polo den Umzug mit all meinen Sachen von Mainz nach Berlin.

Katrin war in Berlin in der Ausbildung, ich bewarb mich im Fachbereich Marketing und Kommunikation und bekam einen Studienplatz. Doch ich begann mein Studium nicht mehr. Ich arbeitete regelmäßig mit Professor Witt zusammen, suchte mir einen Physiotherapeuten und habe Kirsten ausfindig gemacht, die mit mir eine Feldenkrais-Therapie begann.

Ben, mein Freund, der mich erst wenige Monate zuvor ermuntert hatte, nach San Diego zu gehen, kam nach Berlin. Er hatte in den USA ein Patent erworben und eröffnete nun in Berlin ein kleines Büro. Wir hatten eine aufregende Zeit, die mich trotz allem wenig ans Krankenhaus denken ließ. Ich ließ auch damals nicht zu, dass die Krankheit mein hauptsächliches Thema wurde; ich dachte nicht einmal darüber nach. Ich wollte leben – mit oder ohne Sklerodermie. Da war Berlin, das mich faszinierte, und da waren all diese Menschen in meinem Leben.

Neben den Untersuchungen bei Professor Witt in der Charité stellte ich mich auch im Herzzentrum vor, denn das ist die Klinik, in der die Transplantationen durchgeführt werden.

Beim ersten Termin waren meine Mutter und meine Geschwister dabei. Wie auch bei den darauffolgenden Terminen vermittelten uns die Gespräche dort das Gefühl, dass man sich ein sehr genaues Bild von uns machen wollte. Bei dem Mangel an gespendeten Organen, den wir in Deutschland bedauerlicherweise haben, will man sicher sein, jemand auf die Liste für Transplantationen zu setzen, den man auch transplantieren *kann.*

Es gibt Patienten, die von vornherein ausscheiden: Patienten mit bestimmten Tumorerkrankungen oder Infektionen. Es gibt noch einige andere medizinische Indikationen, die gegen eine Transplantation sprechen, aber auch psychologische. Wenn ein Patient psychisch instabil ist oder kein intaktes soziales Umfeld hat, besteht die Möglichkeit, einen solch gefährlichen Eingriff nicht zu überleben. Und bis es zu diesem Eingriff kommt, ist er bereits starken Belastungen ausgesetzt, durch dieses Warten, dieses Ständig-verfügbarsein, diese allgegenwärtige Frage, ob er ein Organ bekommt oder nicht. Und nach der Transplantation muss er es schaffen, wieder ins Leben zurückzukommen. Das gelingt nicht allen, manche fallen in ein Loch. Man wird nicht transplantiert und ist dann gesund, nach dem Motto: altes, krankes Organ raus, neues rein, zugenäht – und alles ist gut. Man heilt einen Menschen durch eine Transplantation nicht, man gibt ihm die Chance weiterzuleben. Man eröffnet ihm die Option auf mehr Zeit und mehr Lebensqualität. Doch dabei muss er fortan mit einem Team zusammenarbeiten. Es stehen dem Transplantierten, wenn er sich endlich von der OP erholt hat, regelmäßige Check-ups bevor, die Sorge wegen einer Abstoßung des neuen Organs und das verantwortungsbewusste Einnehmen der Medikamente. Wenn nicht abzusehen ist, dass der Patient das alles richtig einschätzen und mittragen wird, kann es eventuell zur Ablehnung der Listung kommen. Ich wurde viel nach meinem sozialen und familiären Umfeld gefragt, und hatte das Gefühl, dass das behandelnde Team sich anfangs vielleicht fragte, ob ich für eine Transplantation schon bereit sei und die Disziplin dafür habe.

Ab August 2002 war ich Patientin im Deutschen Herzzentrum in Berlin. Es sollte bis Januar 2003 dauern, bis schließlich alle Untersuchungen abgeschlossen waren, und ich auch dazu bereit war, mich listen zu lassen. Man legte mir nahe, mich von einem Psychologen betreuen zu lassen. Ich suchte mir einen Therapeuten außerhalb der Klinik. Nach einigen Wochen, meinte er, dass es vielleicht gut wäre, wenn ich mit einer Patientin in Kontakt käme, die schon länger auf der Transplantationsliste stand. Er erzählte mir von einer Frau, die er zufällig kannte und die, ebenfalls im Herzzentrum, seit sechs Monaten auf eine Lunge warte. Er hatte privat bereits mit ihr gesprochen, und sie hatte nichts dagegen, mich zu treffen.

Ich war 22 Jahre alt, hatte keine Ahnung von dem, was auf mich zukommen könnte – und er ließ mich allein dieser Patientin gegenübertreten. Auf dem Weg zu ihr begegnete ich im Krankenhaus Menschen, die gerade transplantiert worden waren. Ich begegnete Menschen, die offenbar schon sehr lange auf eine neue Lunge warteten, vielleicht zu lange. Jeden Tag sterben in Deutschland drei Patienten, weil sie nicht rechtzeitig ein Organ bekommen.

Im Dachgeschoss des Herzzentrums betrat ich zögernd ein etwa zwölf Quadratmeter großes Zimmer mit einer kleinen Dachluke als Fenster. Dort hing eine Frau am Sauerstoffgerät, die mir erzählte, dass sie seit sechs Monaten in diesem Zimmer lebe und die Klinik nicht mehr verlassen habe, weil sie auf eine neue Lunge warte. Ihr Zimmer war voll mit Bergen von Büchern; das beeindruckte mich sehr. Sie erzählte mir auch, dass ihr Mann vor nicht allzu langer Zeit an einem Herzinfarkt gestorben war. Sie wartete dort in diesem Dachgeschosszimmerchen und hatte keine Ahnung, wie lange noch – weil sie leben wollte. Mich beeindruckte das, doch es machte mich auch traurig.

Als ich zurück nach Hause ging, schlugen meine Angstgefühle in Beklemmungen um. Ich fragte mich, wie man so lange in diesem Zustand verharren kann. Wie man diese Klinik, dieses Zimmer monatelang nicht verlassen kann und doch nicht weiß, wann und ob jemals ein neues Organ kommt. Ich hätte niemals ohne professionelle Betreuung zu dieser Patientin gehen dürfen, niemals!

Nach der Begegnung mit ihr verspürte ich das Bedürfnis, sie weiterhin zu besuchen. Ich brachte ihr einen Adventskalender, etwas zum Nikolaus und kreuzte gelegentlich bei ihr auf. Als ich ihr erzählte, dass ich gelistet sei, nahm sie mich in den Arm und sprach mir Mut zu.

Eines Tages kam ich auf die Station, und die Patientin war nicht mehr in ihrem Zimmer. Panisch frage ich nach ihr. Man antwortete mir, dass es ein Lungenangebot für sie gegeben habe und sie transplantiert worden sei. Sie läge auf der Intensivstation. Irritiert eilte ich dorthin. Doch man ließ mich nicht zu ihr. Ich wollte ihr einen kleinen Kettenanhänger schenken, in Form einer Sonne, weil sie immer gesagt hatte, ich würde wie die Sonne strahlen. Die transplantierte Frau ließ mir schließlich ausrichten, dass sie sehr viel Ruhe und Schlaf bräuchte, ich solle lieber später einmal wiederkommen. Ich bat eine Stationsschwester, der Patientin die kleine Sonne zu übergeben, und verließ die Intensivstation. Ich ging nie wieder dorthin. Einmal rief ich noch an und erkundigte mich nach der Frau, doch man berief sich auf die Schweigepflicht und gab mir keine Auskunft. Ich weiß nicht, ob sie noch lebt oder nicht. Ich weiß heute nur, dass die Patientin damals so klug war zu vermeiden, dass ich sie auf der Intensivstation sehe. Hätte ich sie kurz nach der Transplantation gesehen, hätte ich mich wohl niemals transplantieren lassen.

Ich bin ein Mensch, der viel aushalten kann, der versucht, jede Situation, in die er kommt, zu meistern. Wenn ich aber bereits vorher gewusst hätte, wie ungeheuerlich das ist, was da auf mich zukommt, hätte es sein können, dass ich mich gegen die Operation entschieden hätte. Ich glaube, die Frau wollte, dass das auf keinen Fall passiert. Dafür bin ich ihr sehr dankbar.

Später erzählte mir jemand von einer transplantierten Patientin, die inzwischen Reisen nach Indien unternehme. Das würde zu ihr passen. Heute stelle ich mir manchmal vor, dass das die Patientin aus dem kleinen Zimmer unterm Dach des Herzzentrums ist.

Obwohl meine körperlichen Voraussetzungen für eine Transplantation schlechter waren als meine sozialen, glaubten alle daran, dass ich eine Transplantation überleben könnte. Die Ärzte wussten um die Schwierigkeiten, die meine Behandlung mit sich bringen würde, sahen aber auch meine starke Familie, die jedes Risiko mittragen würde. Im Herzzentrum wurde ich über die Risiken einer Transplantation aufgeklärt. Zu wissen, was alles schiefgehen kann, *dass* alles schiefgehen kann, versetzte mich wieder in einen ambivalenten Zustand. Doch ich wusste auch, dass meine Lunge nicht heilen würde.

Zu Hause hatte ich einen Sauerstofftank, eine große, silberne Tonne, einen Koloss auf einem Rädchenwagen, der zunächst alle 14 Tage und bald darauf wöchentlich aufgefüllt wurde. Von diesem Tank im Flur ging ein langer Schlauch ab, der bis in mein Schlafzimmer reichte. Dieser Schlauch lag wie eine Leine auf dem Flur, das Ende steckte in meiner Nase. Skurril war es, wenn jemand von den vielen Freunden, die oft in unserer Wohnung waren, mal wieder über den Schlauch stolperten, und er dadurch heftig an meiner Nase riss. Der Kommentar war nicht: »Ach, arme Claudi!«, sondern: »Mann, jetzt bin ich wieder über diesen blöden Sauerstoff gestolpert.«

Trotz Sauerstoff, Listung und des Gefühls, jederzeit den Anruf bekommen zu können, dass eine neue Lunge für mich eingetroffen sei, fühlte ich mich zu keiner Zeit in einer lebensbedrohlichen Lage. Dabei verbrachte ich bereits die Zeit bis zur Listung ziemlich oft im Krankenhaus. So wollte ich zum Beispiel am 21. Dezember 2002 von Berlin nach Frankfurt fliegen, denn das Weihnachtsfest mit meiner Familie stand bevor; wir wollten es wie immer zusammen feiern.

Ich stand am Flughafen und spürte, dass ich nicht in dieses Flugzeug einsteigen konnte. Ich hatte das Gefühl, keine Luft mehr zu bekommen. Ich rief meine Mutter an; sie bat mich, auf keinen Fall einzusteigen. Zwei Rettungssanitäter brachten mich in die Flughafenklinik. Von dort aus rief ich Ben an; er holte mich ab. Ich weinte: »Es ist der 21. Dezember, es ist gleich Weihnachten, meine Familie will doch mit mir in unser altes Haus im Schwarzwald, in dem wir jedes Jahr feiern, und ich sitze hier in Berlin, was mache ich denn jetzt?« Ben nahm mich in den Arm, fuhr mit mir in die Wohnung, telefonierte mit meiner Familie, packte den Sauerstofftank in sein Auto und fuhr mich nach Mainz. Es war eine wunderschöne Fahrt, wir hörten Musik und redeten viel. Ich hatte einfach gewusst, dass ich nicht in dieses Flugzeug steigen durfte, so wie ich es damals auf dem Weg von San Diego nach Hause auch in Chicago nicht hätte tun dürfen. Mit meiner Familie fuhr ich dann nach Todtnauberg im Schwarzwald, wo wir ausgelassen feierten.

Als ich am 25. Dezember aufwachte, spürte ich, dass es mir nicht gut ging. Meine Cousine Evelyn, Angela und ich fuhren nach Freiburg in die Notaufnahme. Dort stellte man fest, dass der Druck in meinem Herzen extrem erhöht war. Darüber wusste ich noch nichts, das war neu. Später sollte ich erfahren, dass pulmonale Hypertonie eine Erkrankung der Lungengefäße ist. Die Lunge ist bei dieser Erkrankung nicht in der Lage, das Blut aufzunehmen, das das Herz zu ihr pumpt; das bedeutet, das Blut staut sich daraufhin im Herz zurück. Das ist lebensgefährlich. Das Herz pumpt also immer weiter, weil es dafür da ist, das verdammte Blut in die Lunge zu bringen, aber die Lunge ist eben zu kaputt, es aufzunehmen. Irgendwann könnte das Herz aufgeben, weil der Druck zu hoch ist. Es würde einfach aufhören zu schlagen.

Das Haus in Todtnauberg, in dem wir Weihnachten feierten, lag auf einer Höhe von eintausend Metern. Eigentlich kein Problem für Menschen. Aber für mich mit meiner geschädigten Lunge war es offenbar gefährlich. Man sagt, dass eintausend Meter eine Art magische Grenze darstellen, was die Veränderung der Druckverhältnisse angeht. In der Klinik riet man mir, auf keinen Fall mehr dorthin zu fahren. Ich wollte aber unbedingt zurück! Also bat ich darum, Dr. Kinkel in der Charité anzurufen, der damals Assistenzarzt von Professor Witt war. Der Arzt in der Uniklinik Freiburg sagte Dr. Kinkel, dass ich einen pulmonalen Druck von 65 hätte (normalerweise ist dieser Druck so niedrig, dass er bei jemandem in meinem Alter kaum messbar ist) – und dass ich fortwährend davon redete, zurück in die Berge zu wollen. Dr. Kinkel sprach erst mit dem Arzt, dann mit mir. Er sagte, ich könne es wagen, zurück auf den Berg zu fahren, wenn ich genügend Sauerstoff dabeihätte. Wenn etwas sein sollte, sollte ich mich bei ihm melden.

Zurück in den Bergen ging es mir am 27. Dezember wieder schlechter. Alle zusammen fuhren wir noch am selben Tag nach Wiesbaden zu meinem Professor, den ich nun schon so lange kannte. Der 28. Dezember ist der Geburtstag meines Vaters, ich wollte unbedingt bei ihm sein. An diesem Tag lag der pulmonale Druck bei 85. Die Wiesbadener riefen in der Charité an und sagten, dass sie in meinem Fall nicht mehr handeln könnten, dass ich zurück nach Berlin solle. Es wurde am selben Tag ein Rettungsflugzeug organisiert.

Alle waren nervös wegen des Fluges, der mir bevorstand,

weil ich ja schon bei eintausend Metern Höhe größte Schwierigkeiten gehabt hatte. In der kleinen Maschine lag ich auf einer Liege, meine Mutter hinter mir, es gab Pilot und Kopilot, einen Notarzt und einen Rettungsassistenten. Wir unterhielten uns die gesamte Zeit, alle wussten, so lange ich rede, bin ich bei Bewusstsein. In Wiesbaden war man erleichtert, dass man die Situation bewältigt hatte, in Berlin erwartete man mich.

Dr. Kinkel, der heute einer meiner besten Freunde ist, nahm mich in Empfang. Und ich wusste: Jetzt ist alles in Ordnung. Mir sollte ein Herzkatheter gelegt werden. Ich fragte Dr. Kinkel, ob er das bitte machen könnte. Er antwortete: »Es wäre mir eine Ehre, aber es gibt Leute, die sind da etwas versierter als ich. Ich finde es besser, wenn es in Ihrem Fall erfahrene Menschen tun.«

Dr. Till Kinkel

Als ich Claudia kennenlernte, war ich 31 Jahre alt, also noch sehr jung und unerfahren. Wie man das so macht als junger Arzt, versuchte ich, mit Zahlen und Für und Wider die Vor- und Nachteile der Behandlung und auch die eventuell anstehende Transplantation abzuwägen. Da gab es zum Beispiel die Zahl, dass vierzig Prozent der Patienten, die auf einer Warteliste stehen, vor einer Operation sterben. Kaum ein Patient sagt: »Ja, aber.« Claudia ist ein sehr emotionaler Mensch und widerlegt Fakten emotional, sie fragt nach, sie sagt: »Ja, aber …« Wenn Claudia sagt, da stimmt etwas nicht, dann stimmt etwas nicht. Sie ist eine Patientin, die ihren Körper genau kennt und weiß, was gut oder richtig für ihn ist. Und man beginnt als Arzt zu begreifen, dass das Rationale nur einige Mosaiksteine in einem großen Bild sind. Im Bereich Lungentransplantation konnte man sich vor acht Jahren noch fragen, ob man sie überhaupt jemandem empfehlen sollte; denn die Risiken der Operation waren und sind sehr ernst zu nehmen. Ich erinnere mich an ein persönliches Gespräch mit Claudia und ihrer Mutter, das mich nachhaltig beeindruckt hat. Ich musste so etwas sagen wie: »Die Chancen, eine solche Operation zu überstehen, liegen bei fünfzig Prozent.« (Heute sind die Chancen besser als damals.) Andererseits ging es darum, die Transplantation jemandem zu empfehlen, der gar keinen anderen Ausweg hatte.

Ich versuchte lange, berufliche Distanz zu Claudia zu wahren, denn wie sollte ich es ertragen können, wenn ich es war, der zu den Dingen, die ihr noch bevorstehen würden, geraten hatte. Es gab auch Momente, in denen ich dachte, es wäre besser, wenn sie sich gegen die Listung entscheiden würde. Claudia ist jemand, der genau weiß, was er kann. Ich kenne niemanden, der konstant in schwierigen Zeiten so viel Lebensfreude und Lebenswillen ausstrahlt, der dem Leben im sozialen Netz so viel Bedeutung gibt – und dem Leben an sich. Dass jemand in einem so kleinen Körper so viel Speed haben kann, finde ich sehr beeindruckend. Aber diese Energie und diesen Lebenswillen hat Claudia nicht im Lotto gewonnen, die hat sie sich erarbeitet. Eine kleine Rolle spielen vielleicht auch die Gene, eine zentrale Rolle ihre starke Familie, doch ihre Freunde, die hat sie ganz allein für sich gewonnen. Wenn man so besondere Menschen um sich hat, dann kann man blühen wie der Teufel – oder besser gesagt, wie ein Engel.

Wir suchen immer nach Gründen, weshalb jemand so ist, wie er ist. Für mich ist verblüffend genug, dass *Claudia so ist, wie sie ist.*

Die Herzkatheteruntersuchung hatte ergeben, dass es um mein Herz überhaupt nicht gut stand; der pulmonale Druck lag immer noch bei sechzig. Ich musste also in der Klinik bleiben. Diese pulmonale Hypertonie war einfach zu früh gekommen, ich hätte nun an Herzversagen anstatt an meiner kranken Lunge sterben können. Am 3. Januar 2003 begann ich *Tracleer®*, mit dem Wirkstoff Bosentan, einzunehmen, das die Hypertonie mindern kann, um Zeit zu gewinnen. Dieses Medikament war neu auf dem Markt und sehr stark. Professor Witt wirkte etwas beunruhigt, weil nicht klar war, wie meine Leber und Nieren das Medikament verkraften würden. Doch ich gestehe, ich glaube zwar hauptsächlich an die großen Professoren, aber ich bin auch ein »Chemiekind«. Mich fasziniert, was die großen Pharmakonzerne produzieren. Und wenn ein Arzt geschickt ist und mir sagt: »Hier ist ein tolles Medikament, das wird ganz sicher prima wirken«, dann wirkt es bei mir auch. Wenn er mir allerdings besorgt sämtliche Nebenwirkungen aufzeigt, dann würde ich die Nebenwirkungen wohl auch bekommen.

Obwohl ich in dieser Situation war und wusste, dass es auf eine Transplantation hinauslief, hatte ich das Bestreben, gesünder zu werden. Ich wollte mich keinesfalls hinlegen und auf die OP warten. Ich bin immer wieder aufgestanden und losgegangen, ich dachte, dieses oder jenes könnte doch noch klappen. Ich dachte, bei mir wäre alles anders. So habe ich, solange ich das durfte, auch immer versucht, die Klinik schnellstmöglich wieder zu verlassen, nach Hause zu meinen Freunden in Berlin oder nach Hause zu meiner Familie nach Mainz zu kommen. Es ist mir oft gelungen.

Wenn ich, wie zum Beispiel Anfang 2003, doch in der Klinik war, dann kamen meine Freunde und Familie zu mir. Ich erinnere mich an den Abend, an dem man mir die Ergebnisse der Herzkatheteruntersuchung mitgeteilt hatte. Wir spielten bis tief in die Nacht das Gesellschaftsspiel »Therapie« und lachten viel. Wir hatten es uns im Zimmer gemütlich gemacht, Essen geholt und stundenlang gelacht.

Die meisten Ärzte sehen einen Patienten als Patient; das müssen sie vielleicht auch. Aber es liegt auch beim Patienten selbst, wie er gesehen wird. Doch obwohl ich das wusste, konnte ich nicht immer vermeiden, dass manche Ärzte mich auf das kranke Organ, die Lunge, die eigentlich keine mehr war, reduzierten. Angesichts dieser Lunge gaben manche Mediziner Kommentare ab, wie »Das wird heikel« oder »Das werden Sie nicht überleben«. Sie dachten überhaupt nicht darüber nach, was sie mir damit sagten, welche Ängste das auslösen und welche Konsequenzen ich ziehen könnte. Ein Sanitäter meinte mal zu mir: »Aber jetzt werden Sie hoffentlich mit dem Rauchen aufhören.« Ich habe nie geraucht! Auf dem Klinikgang passte mich ein Arzt ab und sagte: »Wenn ich Ihnen mal einen Rat geben darf: Ich habe Transplantationen gesehen, tun Sie sich das nicht an! Leben Sie jetzt noch so, wie Sie können, und genießen Sie es. Ich kenne nämlich keine Transplantation, deren Verlauf gut gewesen wäre.« Solche Kommentare kamen von allen Seiten, unaufgefordert. Und sie beschäftigten mich, auch wenn ich es nicht wollte. Ich beschloss schließlich, nur noch mit geschlossenen Ohren durch die Klinik zu gehen. Ich hatte einen anderen Lebensplan, als immer wieder in dieser Klinik zu sein, ich sah mich noch als jemand, der aus einer angefangenen Sache – aus San Diego – herausgerissen worden war.

Es gab neben Professor Witt und Dr. Kinkel noch einige Ärzte, die mich ebenfalls sehr unterstützt haben, zum Beispiel PD Dr. Borges. Manche konnten mich in all dem, was ich tat, vielleicht nicht wirklich gut verstehen und dachten wahrscheinlich, ich wollte mir nicht eingestehen, wie krank ich war. Meine Listung am 24. Januar 2003 habe ich deshalb vor allem Professor Hetzer und Professor Witt zu verdanken.

Trotzdem hatte ich dadurch plötzlich das Gefühl, nicht mal mehr mein eigener Tod läge jetzt noch in meiner Hand. Jemand würde an irgendeinem Tag sterben, und seine Lunge würde für mich bestimmt werden. Und dies, weil er selbst oder seine Angehörigen, die ich niemals kennenlernen würde, zu der großartigen Tat bereit waren, seine Organe zur Spende freizugeben. Wenn die Transplantation dann schiefgehen würde, läge es nicht in meiner Hand, denn ich hatte entschieden, mich auf das Risiko einzulassen.

Seit der Listung durfte ich das Land nicht mehr verlassen und musste immer erreichbar sein. Meine Familie und Freunde stellten ihre Telefone nicht mehr aus, weil auch jeder von ihnen erreichbar sein wollte. Wenn ich zum Beispiel ins Kino ging, wurde Julia darüber informiert, in welchem Kino ich welchen Film sah, auf welchem Platz ich sitzen würde; und meine Handynummer wurde auf sie umgeleitet. Dadurch hatte Julia in der Zeit dann regelrechten Telefonterror, weil alle Anrufe, die eigentlich mich erreichen sollten (ich telefoniere gern und viel) auf sie umgeleitet wurden. Mein Leben wurde dadurch außerdem gläsern, und ich fand es beklemmend, das Land und eigentlich auch die Stadt nicht mehr verlassen zu dürfen. Es wurde für mich immer schwerer zu ertragen, wenn Freunde von mir lange ins Ausland gingen. Ich gönnte ihnen ihre Reisen von Herzen, doch von Menschen Abschied zu nehmen, die ich gernhatte, war mit der Sorge verbunden: Werden wir uns wiedersehen?

Die Katastrophen wurden beinahe Normalität. Krankenhausaufenthalt, zurück nach Hause, Krankenhausaufenthalt. Zu Hause kochten wir zusammen, schauten *Ally McBeal* und andere Fernsehserien. Arend, der beste Freund meiner Schwester und mir, zog wegen eines Praktikums mit in die Wohnung meiner Freundin Katrin in Berlin. Arend war von diesem Tag an immer für mich da; er war da, wenn mal wieder etwas mit mir nicht stimmte. Eines Tages fragte er mich: »Was geht eigentlich in dir vor, wenn du immer eins mit dem Hammer verpasst bekommst? Immer, wenn du denkst, jetzt geht es wieder, immer, wenn du denkst, du kommst wieder auf den Damm, dann bekommst du wieder einen Schlag verpasst.« Ich hatte darauf keine Antwort.

Manche sagten, wenn mal wieder etwas schiefging (vielleicht, um mich und auch sich zu schützen): »Dumme Situation, aber es ist auch schon die hundertste.«

Wir wurden nicht mehr hysterisch, wenn ich plötzlich mal wieder keine Luft bekam, wenn ich ohnmächtig wurde. Wir wurden irgendwann nicht mal mehr hysterisch, wenn man mir gegenüber Todesprognosen aussprach. Ich habe das Gefühl, eben jene haben uns irgendwann am wenigsten von allen berührt.

Wenn ich nicht in der Klinik war, versuchte ich, wie die anderen zu leben. Es gelang mir oft. Dr. Kinkel hat einmal gesagt: »Du bist in erster Linie ein Mensch. Ein Mensch, von dem man nicht sicher sagen kann, wie oft und wie lange er noch Spaß haben kann. Du bist jemand, der, bei aller Vorsicht, ab und zu Gas geben muss. Viele Ärzte würden Probleme damit haben, wenn jemand wie du auch noch auf ein Robbie-Williams-Konzert gehen will. Du bist ein Full-Speed-Mensch. Mir wäre es lieber, du würdest bei einem Skiunfall mit hundertfünfzig Stundenkilometern sterben als nach Jahren vergeblichen Ausharrens in einer Klinik.«

Das Herzmedikament schlug bei mir gut an. Trotzdem gab es immer wieder Zwischenfälle, die mich zwangen, die Rettungsstelle der Charité aufzusuchen. Manchmal dauerte »Draußen« nur Stunden, und ich lag wieder auf der Station. Annika, eine Freundin, die ich zwei Jahre vorher auf einer Spanienreise gemeinsam mit Katrin kennengelernt hatte, war inzwischen vorübergehend zu uns gezogen.

Katrin sagte eines Tages zu mir, dass sie das Land nicht

mehr verlassen würde, bevor ich transplantiert sei. Das fand ich unglaublich, denn sie ist jemand, der noch lieber und mehr unterwegs ist als ich. Ihr Entschluss berührte mich damals tief und tut es heute noch. Wir fuhren herum, zum Beispiel mit meiner Cousine Loretta. In Köln saßen wir in der Stefan-Raab-Sendung, in die sie eingeladen war, im Publikum. Ich fuhr 2003 sogar noch mit meiner Mutter an den Tegernsee. Wir beantragten, dass ein Sauerstofftank ins Hotel geliefert wurde. Zu Hause in Mainz und in Berlin stand immer jeweils einer.

Doch es gab immer mehr Einbrüche. So wollte ich zum Beispiel zur Geburtstagsfeier meiner Schwester nach Mainz fahren, bekam jedoch wieder mal keine Luft und kippte um. Wir beschlossen daraufhin, dass wir den Geburtstag in der Charité feierten. Meine Schwester und ihre Freunde kamen. Fünfhundert Meter von der Rettungsstelle befindet sich ein kleines italienisches Restaurant, *Porta Nova*, es liegt also fast auf dem Klinikgelände und sollte von da an ein wichtiger Bestandteil unseres Lebens in der Charité werden. Meine Mutter fragte Professor Witt, ob er einverstanden wäre, wenn wir dorthin gingen, um den Geburtstag meiner Schwester zu feiern. Er war einverstanden, und wir verbrachten einen fröhlichen Abend, zu dem noch Freunde wie Arend, Katrin, Julia, Annika und Loretta gekommen waren. Wir feierten sehr lustig in den Geburtstag hinein; die Nachtschwester empfing uns dann mit den Worten, sie wäre kurz davor gewesen, die Polizei zu rufen. Und selbstverständlich richtete sich ihr Vorwurf vor allem gegen meine Mutter. Wir feierten im Aufenthaltsraum weiter – mit Torte und Geschenken für meine Schwester. Meine Mutter war es, die oft für die anderen die Flüge gebucht und zum Essen eingeladen hat. Es war für sie wichtig, dass wir zusammen sein konnten, solange es ging. Sie hat in der ganzen Zeit sehr wenig an sich selbst gedacht, und sicherlich bereitete ich ihr auch oft finanzielle Sorgen. Sie sagte oft, dass wir wahrscheinlich lange über unsere Verhältnisse gelebt haben. Aber das war es ihr wert – sie wollte immer sagen können: Bis hierhin haben wir ein schönes, sorgenfreies Leben gehabt, in dem es an nichts fehlte.

Immer hatte sie ihr Handy und ihren Laptop dabei; oft nahm sie abends die letzte Maschine, um von irgendwoher zu mir zu kommen, wenn eine wichtige Untersuchung anstand, oder nur, um bei mir zu sein. Und morgens nahm sie die erste Maschine, um wieder ihrer Arbeit nachzugehen. Sie arbeitete damals für einen großen Konzern im Bereich Endoprothetik und war Mitglied der Geschäftsleitung. Ihre Kunden, die Ärzte in Krankenhäusern, wussten lange nichts über mich. Meine Mutter hat es nur ihren engsten Mitarbeitern erzählt.

Meine Freunde wiederum erzählten ihren engsten Kollegen oder Arbeitgebern nach und nach, dass es Situationen geben könnte, in denen sie kurzfristig für mich da sein wollten und müssten. Die meisten waren damit einverstanden. Es gab schwerwiegende Untersuchungen, zu denen mich niemand allein gehen lassen wollte; also organisierten meine Familie und Freunde immer untereinander, wer dabei sein könnte. Eines Tages wollte Katharina, seit der ersten Klasse eine der besten Freundinnen meiner Schwester, mich begleiten. Sie absolvierte gerade ein Praktikum im Rahmen ihres Architekturstudiums. Sie fragte, ob sie kurzfristig zwei Tage freihaben könnte, da es sich um eine Ausnahmesituation handle. Ihr Chef sagte daraufhin, dass sie mitten in der Ausbildung stecke und lernen müsse, Prioritäten zu setzen. Als ich sie nach der Untersuchung fragte, wann sie wieder zurückmüsse, hat sie nur geantwortet: »Ich werde mir einen neuen Praktikumsplatz suchen.« (Katharina hat ihr Architekturstudium übrigens erfolgreich abgeschlossen.)

Oft werde ich gefragt, weshalb so viele Menschen so viel für mich getan haben. Ich finde diese Frage merkwürdig. Wir sind Freunde, und unter Freunden stellt man sich solche Fragen nicht. Meine Freunde haben einen hohen Anspruch an ihr Leben, und manche haben schon außergewöhnlich prägende Erfahrungen gemacht. Wenn ein Mensch schon viel erfahren hat, bringt er Sensibilität für andere mit und auch die Ruhe und Kraft, sich auf sie einzulassen. Außerdem erleben Menschen vielleicht durch uns, wie man auch mit Krankheit umgehen kann. Ich habe mich nie in die Ecke zurückgezogen und gemeint: So, ich bin jetzt krank, jetzt müsst ihr alle für mich da sein. Ich glaube, dann hätte das auch kaum jemand getan. Ich finde, dass es jedem, dem es gut geht, richtig gut gehen sollte. Dass er sein Leben in vollen Zügen genießen soll und dabei mir gegenüber kein schlechtes Gewissen haben muss. Man ist nicht auf der Welt, um einfach nur da zu sein, sondern um zu leben. Der eine hat dabei größere Probleme, der andere kleinere. Meine Freunde und ich haben irgendwann für uns festgelegt, dass ein Problem ein Problem ist. Sei es, dass jemand schon zu lange todkrank auf eine neue Lunge hofft, dass jemand Liebeskummer hat, einen Studienplatz nicht bekommt oder vergeblich auf Wohnungssuche ist. Mich haben die Probleme meiner Freunde immer sehr beschäftigt, auch wenn es nicht immer um Leben und Tod ging.

Ich setze die Menschen nicht unter Druck, so zu leben,

als gäbe es kein Morgen, denn das tue ich ja auch nicht. Ich habe in der Zeit des Wartens niemals daran geglaubt. Trotzdem habe ich meine Familie und Freunde immer darauf vorbereitet, dass es für sie weitergehen muss, wenn ich tatsächlich sterben sollte. Die anderen müssen weiterleben. Und auch ich hatte mich fürs Leben entschieden.

Für mich ist der einzige Grund, weshalb wir leben, der, dass wir dieses Leben in Liebe teilen. Ich kann mir keinen anderen Grund vorstellen. Oft habe ich mich gefragt, ob ich dafür mein Bestes gegeben habe.

Auf dem gemeinsamen Weg gab es sehr viele Rückschläge, es gab Trauer und Schmerz, unglaubliche Verletzungen und sehr viel Angst. Doch es gab auch sehr viel Lachen und Leben.

Es gibt viele Menschen in meinem Leben, die für mich das Beste getan haben, so wie zum Beispiel Pascal, der es sich zwei Jahre lang zum Nebenjob machte, für mich da zu sein und mich am Leben zu erhalten. Ich hoffe, ich war und bin ihm und auch den anderen, die ich leider an dieser Stelle nicht alle namentlich aufzählen kann, eine gute Freundin.

Warum eigentlich nicht?

Stephanie Ahl, Prof. Ascherl, Familie Auer, Christoph Auerbach, Andreas Avenarius, Uta Bangemann, Alexander Baulmann, Dr. Birkelbach, Familie Blume, Frau Bodnar, PD Dr. Borges, Isabella Brecher, Anjella Brockhaus, Marc Brugger, Ina Brunk, Dr. Carstensen, Philip Cordes, Arne Dirks, Anna Drieling, Samira Ebel, Katharina Eckmann, Vanessa Egert, Susanne Endres, Christoph Federspiel, Thomas Feicht, Maja Flocke, Dr. Franke, Nina Frickhofen, Cordula Giesler, Familie Goldhofer, Daniel Goller, Dr. Hanitsch, Samir Hanna, Pascal Hedrich, Matthias Heinzel, Familie Herreiner, Anica Herrmann, Prof. Hetzer, Klaas Heufer-Umlauf, Mathias Hielscher, Marius Hill, Ronny Hirt, Familie Hochgesandt/Endres, Gisela und Wolfgang Höfer, Nico Höfer, Familie Hohloch/Koch, Familie Hug-Unmüssig, Elke und Klaus Hug, Bastian Ipach, Familie van Kampen, Familie Kapp, Dr. Kemper, Paul Keuter, Dr. Kinkel, Prof. Kirschner, Matti Klemm, Johanna Klum, Anja Knauer, Prof. König, Jan Köppen, David Krost, Dr. Krost, Michael Kuhn, Caroline Kukura, Dr. Liebers, Claus-Peter Liebhold, Dr. Lohr, Prof. Luderschmidt, Benjamin Metzger, Dr. Montag, Dr. Mulahasanovic, Petra Müller, Wiebke Obenhaus, Familie Orlowski, Sigal Padovicz, Maria Pastore, Dominik Pförringer, Iva Pinnekamp, Christopher Prinz, Familie Regner, Sade Reimann, Arend Remmers, Eva Röbling, Familie Roer, Dr. Schattke, Eva Schekorr, Nicolas Schindler, Nils Schmieder, Pfarrer Schmitz, Torsten Scholz, Familie Schonrath, Markus Schultze, Dr. Seifert, Christina und Johannes Seither, Prof. Sigmund, Kathrin Steinbach, Gudrun Steinitz, Loretta Stern, Alina Stiegler, Dominik Stühler, Familie Suhl, Familie Sum, Familie Trauernicht, Marc Trautmann, Jonas Troeber, Prof. Truckenbrodt, Nora Tschirner, Jennifer Ulrich, Familie Unmüssig, Benjamin Uphues, Jürgen Vogel, Ritchie Vogel, PD Dr. med. Vorderholzer, Torsten Vorwerg, Sonja Wagner, Familie Wettke, Frau Wiedenroth, Benjamin Wild, Joko Winterscheidt, Prof. Witt, David Zitzlsperger.

Arend

Mein bester Freund Markus war lange vor mir mit Claudi gut befreundet. Dadurch sind wir uns hin und wieder begegnet. Richtig kennengelernt haben Claudi und ich uns aber erst auf ihrem 18. Geburtstag.

Am Eingang zu Claudis Party hing ein großes Glückwunschbanner, auf dem alle Gäste unterschreiben konnten. Ich bin der, der immer mit dem Markus kommt, *habe ich damals in Klammern unter meinen Namen geschrieben. Denn auf ihrer Geburtstagsfeier waren schon damals so viele Menschen, dass ich dachte, Claudi würde sich sonst bestimmt nicht an mich erinnern können. Doch ich täuschte mich: Wir sind danach beste Freunde geworden und bis heute geblieben.*

Natürlich wusste ich von Claudis Krankheit, und es könnte sein, dass ich anfangs vorsichtig oder vielmehr verunsichert war. Doch bald rückte die Krankheit in den Hintergrund, bis sie komplett hinter diesem wunderbaren und unbeschreiblich lebendigen Menschen zu verschwinden schien.

Als Claudi wegen ihrer gesundheitlichen Situation in Berlin bleiben musste, ermutigte sie mich, auch in die Hauptstadt zu ziehen. Ich hatte aus anderen Gründen längst darüber nachgedacht. Die ersten Monate wohnten wir zusammen, und es war eine tolle Zeit, auf die ich heute noch sehr gern zurückblicke. Damals sind wir durch die grenzenlos spaßigen Höhen und ihre oft krankheitsbedingten Tiefen stark zusammengewachsen. Trotz der Krankheit unterscheidet sich unser Umgang miteinander nicht wesentlich von dem zwischen anderen besten Freunden. Es wäre zum Beispiel falsch, gelegentliches Fehlverhalten aufgrund ihrer Krankheit zu akzeptieren, ohne da-

rüber zu reden, oder aus Mitleid ständig zu versuchen, ihr alles recht zu machen. Das würde man bei seinen gesunden Freunden auch nicht tun. Und Claudi ist ja gesund. Nur ihr Körper ist es nicht. Das heißt, bei uns fliegen auch schon mal die Fetzen. Und auch das ist gesund.

Was eine Freundschaft mit Claudi vielleicht besonders macht, ist ihre Intensität. Claudis Leben ist extrem. Alles ist absolut. Manchmal wie bei einem Kind, das alles um sich herum vergisst, wenn es spielt, ein Kind, das in eine Sache vertieft ist. Claudi ist in ihr Leben vertieft. In jedes Gefühl, in jede Freude, jeden Spaß. In jede Angst, jeden Schmerz. Wenn man das alles mit ihr teilt, dann geht das manchmal an die Substanz, aber es macht die Freundschaft nur noch stärker und jeder schöne Moment stellt alle Schwierigkeiten in den Schatten. Vielleicht ist es gerade diese Intensität der Freundschaften, Beziehungen und Familienliebe, die Claudi die Kraft gibt, den enormen physischen und psychischen Belastungen stand zu halten.

Selbst in den schwierigsten Zeiten kann sich Claudi hundertprozentig auf ihre Familie und Freunde verlassen.

Vielleicht sind auch folgende Fragen entscheidend: Was macht einen Menschen aus? Weshalb ist er so, wie er ist? Weshalb tut er, was er tut?

Pascal sagte einmal zu mir: »Ich wusste immer, solange du die Macht hast durchzuhalten, wirst du nicht nur durchhalten, sondern sehr viel erreichen. Meine Sorge war nur, was passiert, wenn andere Menschen Macht über dich haben, wenn du nicht mehr in der Lage bist mit zu entscheiden?«

Ich hatte immer Respekt vor der Situation des Wartens auf die Transplantation, auch vor der eventuell bevorstehenden Operation – und ich hatte Angst. Aber diese Situation war nicht mein Feind. Wer keine Angst hat, unterschätzt den Gegner. Ich versuchte, die Situation als Herausforderung zu sehen, um nicht aufgeben zu müssen. Meine Familie, meine Freunde und ich konnten uns bei meinem Zustand nicht mehr in Sicherheit wiegen. Aber wir fingen nicht an aufzuhören. Das ist bei großen Herausforderungen vielleicht das Entscheidende, sagte mein Vater mir öfter. So erlebte ich den Hitzesommer 2003 außerhalb der Klinik. Meine Freundinnen und ich gingen auf Partys und lernten dabei unter anderem Nico kennen. Er lud uns dann wiederum zu anderen Partys ein. Eines Tages fuhren wir mit viel zu vielen Leuten in einem kleinen Boot über den Landwehrkanal; an jeder Schleuse stieg jemand mit einem leeren Kasten Bier aus und jemand mit einem vollen Kasten ein. Ich hatte während dieser Bootstour ein kleines, mobiles Sauerstoffgerät dabei. Ein Freund von Nico hob es hoch und sagte: »Wer von euch denkt eigentlich, dass man in der Spree tauchen kann?« Alle starrten ihn an und Nico klärte ihn auf, dass darin mein Sauerstoff sei. Der andere wurde etwas verlegen und meinte: »Klar, heute hat ja jeder seinen eigenen Sauerstoff dabei.«

Aus den Leuten von der Bootstour wurde eine feste Clique. Wir feierten den ganzen Sommer hindurch. Zwischendurch ging es mir immer mal wieder schlecht. Und immer wieder musste ich mir im Krankenhaus solche Reaktionen gefallen lassen: »Muss jemand wie *Sie* so viel feiern?« Ich antwortete: »Ja, gerade jemand wie ich muss so viel leben!«

Vielleicht war die Frage berechtigt. Doch ich war aus dem Krankenhaus entlassen worden, wenn auch nicht gesund, so doch stabilisiert – weshalb sollte ich nicht feiern? Es gab Zeiten, da war ich lange stabil. Okay, die Krankenhausaufenthalte wurden immer häufiger, aber es gab auch Situationen, in denen mir draußen nichts passierte.

Es war niemand da, der mir einen Weg aufzeigte. Wohin auch? Ich musste selbst entscheiden. Und ich entschied, dass ich zurück ins Leben will. Es gab als Absicherung nur das Gefühl meinem Körper gegenüber – und sich der Bereitschaft meiner Familie und Freunde gewiss zu sein, dass sie für mich da sein würden. Trotzdem war es immer, für sie wie für mich, ein Rückschlag, wenn die Flucht nach vorn wieder einmal schiefgegangen war, wenn wir nach einem angebrochenen Abend plötzlich wieder in der Klinik saßen.

Ich liebe Fußball. Eines Abends waren wir bei einem Spiel im Berliner Olympiastadion. Zwischendurch ging ich auf die Toilette. Ich kam nicht zurück. Irgendwann hörte ich meine Freunde nach mir fragen. Nico rief immer wieder: »Claudi? Claudi!« Ich konnte nicht antworten, denn ich lag in der Kabine und bekam keine Luft. Es war fürchterlich für mich, als die Toilettenfrau behauptete, in ihren Kabinen sei niemand mehr. Meine Freunde rannten los und suchten die übrigen Toilettenräume des Stadions ab. Ich hustete Blut. Irgendwann kam mein Freund Nico zurück und sagte energisch: »Hier muss jemand sein, wir haben alles andere abgesucht!« Da fiel der Toilettenfrau auf, dass die hinterste Kabinentür schon länger nicht mehr geöffnet worden war. Nico und Paul sahen über die Trennwand und holten mich dort irgendwie heraus. Paul trug mich auf den Armen, Nico und Nora liefen hinter ihm her, gefolgt von Sanitätern, die ihn anbrüllten, er solle die Patientin loslassen. Es muss ein absurdes Bild gewesen sein, als wir alle im Galopp, mit mir auf dem Arm, die Treppen hochrannten. Paul suchte mit mir den Rettungswagen und sagte den Sanitätern, was sie machen sollten: erstens Sauerstoff für mich, zweitens in die Charité fahren. Nora fuhr mit mir im Rettungswagen mit, Paul und Nico im Auto hinterher. Anna Barbara, die zu der Zeit bei mir wohnte, wurde kontaktiert. Sie machte sich sofort auf den Weg.

Während der Fahrt mussten wir an den Film *Soloalbum* denken, in dem Nora in einer Szene in einem Rettungswagen sitzt. Wir spielten die Szene nach. Die Sanitäter dachten vermutlich, dass wir den Ernst der Lage nicht begriffen hätten. Das dachten sicherlich oft Leute über uns. Die meisten Menschen gehen davon aus, dass jemand in meiner Situation zitternd und weinend dasitzen müsste. Vielleicht meinen das manche Leute heute noch über mich. Wir rasten auf der Heerstraße vom Olympiastadion aus, als Geisterfahrer entgegen der Fahrtrichtung, durch den Verkehr zur Charité. Nora sah aus dem Fenster und meinte: »Das sieht so abgefahren aus!«

Es war ein skurriler Abend, den ich nie vergessen werde, weil er trotz allem schön war – so oder so.

Natürlich habe ich gelegentlich gegen die Frage »Was mache ich hier eigentlich?« angekämpft. »Wohin wird das Ganze führen?«, habe ich mich gefragt – und ich meinte nicht das Feiern, sondern dass ich schon seit Monaten auf einer Warteliste für eine neue Lunge stand und nicht wusste, wie lange ich es noch tun würde.

Loretta

Es gab und gibt sicherlich immer wieder Menschen, die über Claudia so etwas denken wie: Die Arme, dieses Leben ist eingeschränkt und bemitleidenswert. Sie musste wegen ihrer Krankheit schon so viel durchmachen und sich an so viele Regeln halten … Dass Claudia trotz oder sogar wegen ihrer Krankheit oft ein um einiges vielfältigeres, berührenderes und bunteres Leben lebte und lebt, dass sie unterwegs mehr erfuhr und mitnahm als manch Gesunder, ist für Außenstehende kaum vorstellbar. Aber so ist es!

Ich bin Claudias Cousine und sechs Jahre älter, ich habe also ihre bisherige Geschichte von Anfang an miterlebt. Die Diagnose, ihren Umgang mit der Krankheit als Kind und Jugendliche, später in Berlin die ersten Treffen mit Professor Witt und letztendlich die Entscheidung, sich auf die Transplantationsliste setzen zu lassen.

Seit Claudia an Sklerodermie erkrankt war, hatte ich das Gefühl, dass diese Krankheit es höchstens schafft, ihr hinterherzurennen. Claudi entschied über ihre nächsten Schritte, und die Krankheit musste versuchen, Schritt zu halten, wenn sie nicht abgehängt werden wollte. Für mein Empfinden lebte Claudia größtenteils nach dem Motto: »Nun wollen wir doch mal sehen, wer stärker ist, die Sklerodermie oder ich!«

Ab 2002 dann, in Berlin, brauchte ich lange, um zu begreifen, dass es nun andersherum war, dass die Krankheit Claudia nicht nur eingeholt hatte, sondern aktiv dabei war, sie zu überholen. Ich erlebte Claudi sehr tapfer, fast abgebrüht, manchmal aber auch kleinlaut.

Ich versuchte nachzuvollziehen, wie es sich wohl anfühlt,

mit einer Lunge zu leben, die bald nicht mehr arbeiten könnte. Und stellte bald fest: Man kann es nicht nachvollziehen. Man kann lediglich versuchen, sich gedanklich anzunähern. Aber letzten Endes bleibt auch der Gedanke an ein Fremdorgan im eigenen Körper unvorstellbar abstrakt. Ich begleitete sie, so gut es ging, so gut sie mich brauchen konnte. Obwohl Claudia dieser für sie selbst weltbewegenden Entscheidung ausgesetzt war, versuchte sie, auf einer Parallelschiene ihren Alltag normal weiterzuleben. Sie war immer komplett da und präsent. Sie ist ein Kraftwerk. Selbst in den Momenten, in denen Claudia spürte, dass es so nicht mehr lange weitergehen konnte, war da immer noch mindestens ein kleiner Brennstab, der leise vor sich hin glimmte.

Es war immer ein »Trotzdem!« in ihr. Immer ein Lachen.

Ich habe ein Lied für Claudi geschrieben. In einigen Zeilen daraus heißt es:

Es gibt 'nen Regenbogen
wenn es regnet und die Sonne scheint
doch wir sind um ein Wort betrogen:
Wie heißt das, wenn man lacht
und trotzdem weint?

Und jetzt lehn Dich an
lehn Dich einfach mal an
und dann warten wir hier zusammen ab
was der neue Tag so kann.

Während der unvergesslichen Bootstour hatte ich mit Nico und anderen Mitfahrern, die aus den unterschiedlichsten Branchen, wie zum Beispiel aus Werbung, PR, Presse und Politik kamen, über das Thema Organspende gesprochen. Bereits als ich Monate zuvor die Frau im Herzzentrum besucht hatte, war mir der Gedanke gekommen, dass man eine aufklärende Aktion zu diesem Thema starten sollte. Doch keiner, mich eingeschlossen, hatte damals eine wirkliche Ahnung, wie es in Deutschland um das Thema steht.

Es gab auch unter uns keine Einigkeit darüber, wie man sich entscheiden sollte, ob man im Falle seines Todes Organe spenden solle oder nicht. Oder ob man auf Anfrage die Organe eines Angehörigen zur Spende freigeben würde.

Dass die meisten darauf keine Antwort wussten, hatte vor allem damit zu tun, dass man nichts Genaues darüber wusste, wie vor und nach einer solchen Entscheidung weiter verfahren wird.

Wir entschlossen uns schließlich zu einem Projekt zum Thema Organspende. Meine Geschwister und Freunde waren sofort dabei. Katharina entwarf den Namen: *To Be Continued.* Wir wollten dem Thema eine positive Richtung geben, eben im Sinne von »Fortsetzung«.

Nico, der damals schon bei einer großen Werbeagentur arbeitete, rief später den Namen *Junge Helden* ins Leben. Er gestaltete das Logo, das gesamte Corporate Design, das Layout in unseren Farben Rot und Weiß. Ohne Nico hätten wir Junge Helden nicht zu dem gemacht, was es heute ist. Ich sehe uns als Organisation, die vor allem Aufklärung zum Thema Organspende betreibt. Wir möchten erreichen, dass Menschen sich ehrlich mit dem Thema auseinandersetzen, denn angeblich stehen mehr als siebzig Prozent der Deutschen dem Thema Organspende positiv gegenüber, doch nur 17 Prozent haben einen Spendeausweis. Zwölftausend Menschen warten in Deutschland auf ein Spendeorgan, darunter achthundert Jugendliche. Täglich sterben drei Patienten, weil sie kein Organ bekommen. Wir wollten das Thema positiv aufladen, lebensbejahend. Es geht also nicht darum, jemanden zur Organspende zu überreden; und damals ging es vor allem nicht darum, auf diesem Weg eine neue Lunge für mich zu finden.

Es geht darum, dass jeder von uns eines Tages von diesem Thema betroffen sein könnte, weil, zum Beispiel durch einen Unfall, eines seiner Organe so stark verletzt ist, dass er transplantiert werden muss. Es sind nicht nur chronisch Kranke, die auf ein Organ warten. Jeder von uns kann plötzlich einen geliebten Menschen verlieren und vor der Entscheidung stehen, dessen Organe zur Spende freizugeben – oder nicht. Wie soll jemand wissen, ob er sich richtig entscheidet, wenn er nichts oder kaum etwas über das Thema weiß?

Wir klären auf, seit es uns gibt, in Schulen, in Universitäten, auf Events. Wir arbeiten alle überwiegend ehrenamtlich. Ich verstehe mich nicht als Gründerin von Junge Helden. Es ist ein Verein, der aus einem Freundeskreis entstanden ist.

Aber: Jeder kann ein junger Held werden, jeder, der sich aufklärt und einen Organspendeausweis besorgt und mit Ja oder Nein ausfüllt, ist bereits ein Junger Held. Wir werden weder von der Bundesregierung noch von anderen öffentlichen Institutionen gefördert oder gesponsert, wir treiben die Gelder für Junge Helden selbst auf. Jeder, der mitmacht, tut dies aus Überzeugung und Leidenschaft, im Glauben an die Sache. Wir Junge Helden sind eine Gemeinschaft aus

Freunden, in der sich jeder auf den anderen verlässt. Unsere Reisen zu Schulen, Universitäten, zu TV-Sendern oder Events gleichen eher Klassenfahrten.

Wir belehren niemanden. Mit meiner Geschichte führe ich mich nicht als Wissende oder Beratende auf. Ich bin eine von vielen, die ihre Sichtweise erzählt und vielleicht dazu beiträgt, eine schwierige Entscheidung zu treffen. Meine Mutter meint, Junge Helden sei ein Projekt, das sich für Menschen und ihre Geschichten interessierte. Für das Leben also. Und mich haben diese Dinge immer schon fasziniert.

Im Sommer 2003, als die Idee Junge Helden immer konkreter wurde, gewann ich durch Zufall auch einen meiner heute engsten Freunde.

Im Dezember 2002 ging ich zum ersten und einzigen Mal ins Café Einstein in der Kurfürstenstraße in Berlin. Ich war zu einem Gespräch zum Thema Organspende verabredet. Es hatte geschneit, es war kalt und grau draußen, also gar nicht meine Jahreszeit, und in der Nacht hatte ich nicht gut geschlafen. Schon auf der Fahrt hatte ich das Gefühl, dass es kein gutes Gespräch werden würde, weil meine Gesprächspartner von einer Organisation vermutlich eine andere Einstellung zum Thema Organspende haben würden als ich. Ich war zu dieser Zeit noch nicht gelistet gewesen, aber gewillt, etwas Sinnvolles zu diesem Thema zu unternehmen.

Sehr in Eile, aber nicht sehr motiviert, betrat ich das Café – und stieß dabei mit Jürgen Vogel zusammen. Einen Moment lang sah ich ihn irritiert an, weil ich meinte, ihn von irgendwoher zu kennen. Jürgen Vogel sagte: »Na, schlechte Nacht gehabt?« Ich fühlte mich ertappt, fand seine Frage unmöglich und sagte: »Ja, vielleicht.« Daraufhin ging jeder an den Tisch zu seiner Verabredung. Mein Gespräch war wirklich nicht sehr ermutigend, und aus dem Augenwinkel konnte ich beobachten, dass Jürgens Gespräch offenbar auch nicht besonders gut lief. (Inzwischen war mir eingefallen, woher ich ihn kannte.) Auf dem Weg zur Toilette begegneten wir uns erneut, und ich machte irgendeinen Spruch, über den er lachte. Ich hatte damals die Idee, ihm vielleicht unsere *To Be Continued*-Idee, aus der später Junge Helden wurde, vorzustellen. Beim Verlassen des Cafés begegneten wir uns nochmals; ich sprach Jürgen an und fragte ihn, ob ich ihm vielleicht etwas schicken dürfe. Lächelnd gab er mir einen Zettel mit der Telefonnummer seiner Agentur. Ich bedankte mich und wünschte ihm einen schönen Tag, woraufhin er sagte, dass dieser Tag nur noch besser werden könne.

Es dauerte Wochen, bis ich mich dazu durchrang, tatsächlich an Jürgen zu schreiben. Ich schrieb ihm meine Gedanken zum Thema Organspende, über die erschreckende Situation in Deutschland und erzählte ihm kurz von meinem persönlichen Bezug, über meine nicht ganz intakte Lunge. Den Brief zeigte ich meinem Freund Arend. Arend meinte, ich solle ihn genau so abschicken, und war sicher, dass Jürgen Vogel sich daraufhin auf jeden Fall melden würde. Jürgen Vogel meldete sich natürlich nicht.

Dann kam das Frühjahr. Ich versuchte meinen Körper weiter fit zu halten, und machte unter anderem auch Feldenkrais. Es kam der Sommer mit der Bootsfahrt. Ich versuchte so viel wie möglich zu unternehmen, doch ich wurde immer wieder ohnmächtig. Ich duschte und wurde plötzlich ohnmächtig. Ich war beim Essen, stand auf und wurde ohnmächtig. Es passierte immer und überall und wurde von dem enormen Druck in meinem Herzen verursacht. Wenn ich also eine Position wechselte, und sei es noch so geringfügig wie vom Sitzen zum Stehen, bekam ich nicht genügend Sauerstoff, weil mein Herz das nicht mehr schaffte – und ich kippte um. Das brachte eine Menge Krankenhausaufenthalte mit sich. Und das im Sommer, der meine liebste Jahreszeit ist.

Meine Freundinnen hatten sich überlegt, dass sie mich psychisch stabilisieren könnten, wenn sie zu ihren Besuchen in der Charité Bikinis mitbrachten. Ich hatte meinen Bikini auch immer in der Krankenhaustasche parat. In der Charité gibt es ein sehr schönes altes Gebäude, das eine Terrasse hat, auf der Liegen stehen. Nach Untersuchungen sind wir dann in unseren Bikinis auf diese Terrasse gegangen und haben uns vorgestellt, wir wären auf einem Clubschiff. Am Ende des Sommers war meine Haut dunkelbraun. Ich trug bunte Kleidchen, kurze Röcke und Flip-Flops. Wir picknickten ständig; manchmal saßen wir im Hof der Charité mit 15 Leuten auf der Wiese. Wir frühstückten gemeinsam, wir aßen zu Mittag, zu Abend. Wir sonnten uns, erzählten oder spielten. Es hatte nur noch gefehlt, dass wir anfingen zu grillen.

Für die Mediziner muss es eigenartig gewesen sein, zu sehen, dass so viele junge, gesunde Menschen sich so viel und lange in einem von Krankheit bestimmten Umfeld aufhalten.

Diese Zeit hatte etwas Friedliches. Und sie gab uns Sicherheit, denn wenn ich wieder einmal wegdriftete, brauchte man nur nach einem Arzt zu rufen, und es war sofort einer da. In dieser Zeit wurde uns allen bewusst, dass die Klinik immer mehr zu einem festen Bestandteil unseres Lebens wurde. Es gab in diesem Sommer eine Phase, in der ich 15 Tage nacheinander im Krankenhaus war.

Sowie es mir etwas besser ging und ich draußen war, gingen wir ins Freilichtkino oder zum Essen aus. Wenn ich die

Distanzen nicht laufen konnte, wurde ich auf meinem Skateboard gezogen oder huckepack genommen. Am 15. August gingen meine Mutter, meine Schwester und ich ins *Kuchi*, ein Sushi-Lokal in Berlin-Mitte. Ich hatte ein 24-Stunden-EKG-Gerät an meinem Körper, weil man in der Klinik feststellen wollte, woher die Ohnmachtsanfälle kamen. Ich trug Flip-Flops, einen blauen Jogger, ein pinkfarbenes Shirt – und gefühlte hundert Millionen Kabel. Als ich zur Sushi-Theke aufsah, sah ich dort plötzlich Jürgen Vogel.

Ich flüsterte: »Da oben sitzt Jürgen Vogel! Ist mir das peinlich! Bitte nicht hingucken!« Meine Mutter fragte: »Wo denn?« Im selben Moment sah Jürgen zu mir herunter und sagte: »Hallo! Wir kennen uns doch!« Ich antwortete: »Nee, nee.« Und er: »Doch, ich bin mir sicher, wir kennen uns! Du hast mir doch einen Brief geschrieben.« Ich betete inständig, dass diese Situation schnell vorübergehen würde. Doch Jürgen redete weiter: »Es tut mir sehr leid, ich bin unmöglich in solchen Dingen. Ich finde das total gut, was du mir geschrieben hast. Entschuldige bitte.« Ich sagte: »Alles gut.« Und dachte: Dreh dich einfach wieder um und sei bitte still. Jürgen meinte: »Komm doch noch mal zu mir, bevor du gehst.«

Als wir gegessen hatten und ich mit meinen Millionen Kabeln nur noch aus dem Lokal mit den schicken Szeneleuten herauswollte, sagte Jürgen: »Du wolltest doch noch mal zu mir kommen, bevor du gehst!« Er gab mir einen Zettel und meinte: »Ich würde mich freuen!« Auf dem Zettel standen sein Name und seine Handynummer.

Was sollte ich damit anfangen? Arend meinte: »Na, anrufen natürlich!« Ich überlegte mir zwei Tage lang, wie ich meinen Anruf einleiten konnte. Als ich dann anrief und gerade damit beginnen wollte, meinen Text aufzusagen, sagte Jürgen bereits: »Mensch, cool, dass du anrufst!« Er war gerade mit seiner kleinen Tochter auf dem Spielplatz, wir unterhielten uns nett, er fragte mich, ob wir mal zusammen einen Kaffee trinken gehen wollen. Ich antwortete, dass ich das gerne tun würde, aber nicht könne, weil ich gerade im Krankenhaus sei. Jürgen antwortete: »Dann komme ich eben ins Krankenhaus. Soll ich was mitbringen?« Ich dachte, oh nein, das wird ja immer absurder, und sagte: »Ja, gerne!«

Es war ein Samstag, als ich mit Jürgen telefonierte, am Montag um zwölf Uhr wollte er ins Krankenhaus kommen. Ich rief sofort meine Schwester an und bat sie, am Montag zu kommen, weil ich auf keinen Fall allein mit ihm dort sitzen wollte. Am Montag, zwei Minuten vor zwölf Uhr, klopfte es. Jürgen kam herein, trug zwei Tüten mit Obst und Konfitüre und fragte, wo er sie abstellen könne.

Er blieb drei oder vier Stunden. Wir redeten unentwegt. Irgendwann setzte er mich in den Rollstuhl und machte sich mit uns zusammen zum Bäcker auf. Wir lachten viel. Als er an diesem Tag ging, blieb etwas von ihm da.

Später fiel mir auf, dass wir bei diesem ersten Treffen gar nicht über das Projekt Junge Helden gesprochen hatten. Wir hatten über ihn, über meine Schwester, übers Krankenhaus und über mich gesprochen. Es war um uns gegangen.

Von diesem Tag an haben Jürgen und ich täglich miteinander telefoniert. Er wurde ein Dauerbesucher in der Charité.

Jürgen

Es gibt einen Film mit dem Titel Der Mann mit dem Superbrain. *Darin spielt ein Mann eine Rolle, der unheimlich viel im Kopf hat und deshalb den Kopf immer etwas schief hält. Das trifft auch auf Claudia zu, nur, dass sie den Kopf nicht schief hält. Sie besitzt eine wahnsinnig hohe Intelligenz und funktioniert wie ein Großrechner für Gefühle. Wenn ich mit ihr rede, kommt es mir vor, als besäßen wir das gleiche Betriebssystem, nur etwas unterschiedlich programmiert. Wir verstehen uns auch, ohne viel miteinander reden zu müssen. Das verbindet uns, auch in Zeiten, in denen wir nicht so viel miteinander zu tun haben.*

In großen Krisen haben wir auf eine Weise miteinander gesprochen, die immer Wege aufzeigte, die dazu führten, sich nach dem Gespräch besser zu fühlen.

Claudia ist stark vernetzt; man könnte sich das wie eine Art Spinnweben vorstellen. Zu jedem Menschen in diesem Netz hat sie eine ganz bestimmte Beziehung, zu jedem eine relativ starke Bindung. Dadurch wird Claudia aufgefangen, gehalten und getragen. Das birgt allerdings auch Gefahren, denn es kommt im Leben vor, dass man Bindungen lockern, dass man Menschen loslassen muss. Und man darf die Fäden nicht zu stark zuziehen, zu eng machen, denn dann könnten sie reißen. Das hat Claudia lernen müssen – und sie hat es gelernt. Gleichzeitig ist es selbstverständlich eine enorme Leistung, so gut vernetzt zu sein. Die Energie, die sie dafür aufbringt, ist etwas sehr Besonderes. Diese besteht aus Plus und Minus, aus positiven und negativen Anziehungskräften.

Auch Claudia hat Momente, in denen sie aufgeben möchte,

doch je stärker sie in die negative Richtung denkt oder fühlt, desto mehr positive Energien erwachsen in ihr. Und diese überwiegen dann. Weshalb das so ist, kann ich nicht sagen. Aber solche Menschen entwickeln in Krisensituationen unheimliche Kraft. Das ist vielleicht Gottes Geschenk. Manchmal auch Gottes Strafe. Es ist immer beides. Denn nur, weil jemand viel Kraft hat, heißt das nicht, dass er weniger Leid empfindet oder einfacher durchs Leben geht. Nein, auch solche Menschen empfinden große Qualen.

Claudia ist eine der stärksten Persönlichkeiten, die mir jemals begegnet sind.

In dieser Freundschaft haben wir uns durch viele Hochs und Tiefs begleitet. Aber Freundschaft bedeutet Anziehung und Nähe, auch Auseinandersetzung und manchmal Kampf und Abstoßung, und dann wieder Anziehung und Geborgenheit. Claudia als Freundin zu haben, bereichert mein Leben sehr.

Am 31. August 2003 feierten wir in meinen 23. Geburtstag hinein. Meine Familie hatte aus diesem Anlass das gesamte *Kuchi* gemietet. Loretta spielte mit ihrer Band den ganzen Abend nur Robbie-Williams-Lieder für mich. Dass ich »draußen« feiern durfte, war mit den Ärzten und dem Pfleger, der in dieser Nacht Dienst hatte, vereinbart. Meine Eltern waren bei mir – und ich hatte Sauerstoff dabei. Ich war in einem Zustand, der allen sehr deutlich machte, dass sich sehr bald etwas ändern musste. Es war klar, dass das ansonsten mein letzter Geburtstag sein könnte.

Meine Mutter und Professor Witt hatten das Abkommen geschlossen, dass sie immer offen und ehrlich miteinander sein würden. Dadurch entwickelte sich ein intensives Vertrauensverhältnis, meine Mutter wusste, dass Professor Witt immer nach bestem Wissen und Gewissen handelte. Und er wusste, dass sie ihm keine Vorwürfe machen würde, wenn trotz aller Bemühungen um mich etwas schiefginge.

Mein Geburtstag war ein rauschendes Fest mit all meinen Freunden, meiner Familie, bis in die frühen Morgenstunden. Ich hatte dem Pfleger versprochen, nicht allzu spät zurück zu sein, und ich hielt mein Versprechen. In der Klinik stießen wir dann nochmals an.

Am Morgen waren wir alle völlig übermüdet und zu nichts zu gebrauchen. Die Visite kam kurz herein und ging gleich wieder hinaus. Abends traf man in meinem Zimmer dann zwanzig Leute an, die mit mir gemeinsam die Castingshow *Popstars* schauten. Das Krankenhauspersonal schüttelte darüber den Kopf. Vermutlich fanden sie meine Familie, meine Freunde und mich unmöglich. Und wir fanden sie deshalb unmöglich. Heute aber verstehe ich die Pfleger und Schwestern sehr gut.

In diesem Sommer sagte auch die von mir sehr verehrte Frau Dr. Liebers in freundlichem Ton zu mir: »Claudia, wenn ihr demnächst nachts mal wieder nicht schlafen könnt, wäre es dann eventuell möglich, dass ihr etwas weiter entfernt auf dem Klinikgelände Skateboard fahrt? Hier vorn hallt es so stark, dass manche Patienten dann schlecht schlafen können.« Heute ist es unfassbar für mich, dass meine Freundin Annika und ich nachts noch mit dem Skateboard gefahren sind, oder dass Arend uns nachts um halb zwei noch Essen von McDonald's brachte. Ich hege großen Respekt für das Pflegepersonal der Station 145 der Charité, auf der ich damals lag, denn inzwischen habe ich begriffen, was es durch mich alles ertragen musste: zu jeder Tages- und Nachtzeit ein Kommen und Gehen. Wenn mein Zimmer manchmal so voller Leute war, dass niemand mehr hineinpasste, zogen sich Grüppchen auf den Gang zurück, um dort ihre Unterhaltungen fortzusetzen. Der Klinikkühlschrank war immer von uns in Beschlag genommen und so voll, dass darin für die Sachen eines anderen Patienten kaum Platz war, bis meine Mutter von einem Freund einen Minikühlschrank geschenkt bekam, der dann in meinem Zimmer aufgestellt wurde.

In meinem Zimmer erinnerte wenig an ein Krankenhaus. Es war dekoriert. Ich hatte eine rote Tagesdecke auf meinem Bett. Jemand sagte mal: »Wenn man zu Claudia ins Zimmer kommt, riecht es nach Wohnzimmer, Schlafzimmer, Küche und Büro, aber nicht nach Krankenhaus.«

Ein Eintrag in meinem Kalender aus diesem Jahr lautet: *Die Visite hat uns wieder mal geweckt. Eigentlich total lustig, denn es standen zehn Ärzte um uns herum, und wir sahen schrecklich übermüdet aus …*

Doch auch wenn es meist lustig war, war nicht zu verdrängen, dass mein Leben nur noch in diesem Krankenhaus stattfand. Wir hatten zwar Junge Helden ins Leben gerufen, doch ich habe fast nur noch vom Bett aus agiert. Im Sommer hatte ich noch darüber nachgedacht, eine Ausbildung anzufangen oder ein Studium zu beginnen, doch am Ende des Sommers war klar, dass das nicht mehr möglich war.

Ich stellte mir die Frage, wohin diese Reise gehen würde. Ich befand mich in einem Zustand, den ich mit: »Zum Leben zu wenig, zum Sterben zu viel« bezeichnete; darin steckte ich fest, das zehrte an meinen Nerven. Ich wollte Pläne machen, doch das konnte ich nicht. Ich wollte Sicherheit, doch die bekam ich nicht. Ich wollte etwas unternehmen, aber dafür reichte meine Kraft nicht aus. Ich war zu gesund, um zu sterben und zu krank, um zu leben.

Wie sollte ich jeden Tag neu anfangen, ohne zu wissen, wie es weiterging? Niemand konnte mir darauf eine Antwort geben. Die Stagnation war der schlimmste Zustand für mich. Wenn ich es zuließ, darüber nachzudenken, konnte ich mich lange nicht mehr beruhigen. Das hatte schon länger zu etwas geführt, das ich selbst kaum erklären kann. Gedanken, die sich in meinem Kopf verselbstständigt hatten, wurde ich nicht mehr los. Ich wurde sehr nervös. Irgendwann war es so, als würde ich mich von außen beobachten. Ich sah mich an und hatte plötzlich das Gefühl, dass das gar nicht ich bin, dass sich all diese Gedanken um jemand anderen drehten. Ich konnte diesen Zustand auch herstellen, wenn wir zusammensaßen und über meine Situation sprachen. Ich hörte zu, ich redete mit, es ging ja nicht um mich. Und das löste in mir Beruhigung aus, ein wohliges Gefühl.

Direkt danach machte ich Dinge, die ich mir ebenso schlecht erklären kann. Ich haute aus dem Krankenhaus ab und setzte mich in Züge, die irgendwohin fuhren, die man meinetwegen nicht anhalten würde, und übers Handy konnte man mich meistens auch nicht erreichen. Das machte ich gern ohne Jacke und Sauerstoff. Ich nahm auch Glasscherben oder Rasierklingen und schnitt so tief in meine Haut, dass es blutete. Es tat mir nie weh.

Ich war in diesem Moment überhaupt nicht in der Verfassung, auf irgendjemanden zu reagieren. Man hätte mich anschreien können, ich hätte es nicht gehört. Ich agierte wie ein kleines Kind. Wenn das Blut floss, ging ich irgendwann zu meinen Freunden und sagte: »Ich habe Aua.« Ich wollte einfach nur, dass man meine Wunde versorgte und mir sagte, dass ich so etwas nie wieder tun solle. Ich erinnere mich an einen Tag, an dem ich wieder einmal mit meiner Situation, mit der Stagnation, haderte. Ich trank aus einer Flasche, sah die Flasche an und dachte, wenn ich mich nicht sofort schneide, dann platze ich. Es begann immer damit, dass es sich anfühlte, als würde sich in meiner Brust alles zusammenziehen, es drückte so sehr, dass ich nicht mehr richtig atmen konnte. Ich fühlte mich aufgeblasen und schwer, alles tat weh, und ich hatte das Gefühl, dass wenn man mit einer Nadel in mich stechen würde, Luft aus mir entweichen würde. Wenn also nicht sofort jemand käme und das täte, würde ich platzen. Vermutlich wusste ich nicht mehr, wohin mit allem. Und andere wussten es auch nicht. Ich zerschlug die Flasche und schnitt mir mit einer Scherbe in den Arm. In diesem Moment hatte ich das sichere Gefühl, das sei die Lösung für alles. Statt Schmerz empfand ich: »Ist das schön.« Danach konnte ich auf etwas deuten, das wehtat. Ein Krankenpfleger behandelte mal eine meiner Wunden mit hochprozentigem Alkohol, der sehr brannte. Als ich mich darüber beklagte, sagte er: »Wieso, du willst doch den Schmerz richtig spüren! Du machst es doch deshalb.«

Seine Reaktion war richtig, doch damals wollte ich so etwas natürlich nicht hören. Heute denke ich, dass hinter meinem Abhauen und Ritzen stand: Macht endlich, dass dieser Zustand aufhört! Macht endlich, dass es für mich weitergeht!

Wenn ich dann nach solchen Aktionen zurückkam, sagte meine Schwester zu mir: »Weshalb sprichst du nicht mit mir, wenn es dir schlecht geht? Ich möchte verstehen, was los ist!« Arend sagte: »Wir sind doch alle hier! Lass es bitte nicht weiter eskalieren!« Aber ich wusste nicht, ab wann ich sagen durfte: »Ich kann nicht mehr.« Ich begann dann immer zu weinen, war total erschöpft und legte mich schlafen. Danach konnte ich darüber sprechen, war ganz klar, wenn ich reflektierte, und wusste auch, welchem zusätzlichen Risiko ich mich durch diese Sachen aussetzte. Doch es kamen Momente, in denen ich mir zum Beispiel wieder ein Taxi rief, um heimlich zu verschwinden, ohne Jacke, nur mit meinem Discman. Oder mich verletzte.

Eines Tages fand ich neben Bahnhöfen auch Flughäfen reizvoll, weil sich dort die Menschen besonders liebevoll begrüßten oder verabschiedeten. Ich haute zu einem Flughafen ab, beobachtete die Leute und dachte mir zu jedem eine Geschichte aus. Ich dachte: Sie alle können kommen und gehen, wann sie wollen. Und ich bin in dieser Stadt, dieser Klinik gefangen. Ich bin in dieser Situation gefangen. Ich bin überhaupt nicht in der Lage, eigenständig zu leben. Ich bin

23 Jahre alt und das alles war nicht mein Plan! Wer gibt mir die Sicherheit, dass ich weiterleben kann? Wann kommt jemand, nimmt mich an die Hand und verspricht mir, dass alles anders wird, dass alles wieder gut wird? Wer verspricht mir, dass ich bald wieder ans Meer fliegen kann? Ich möchte das Meer wiedersehen!

Angela sagte einmal zu mir: »Fang bitte nicht an aufzuhören! Nicht jetzt! Wenn du jetzt durchhältst, werden wir alle bald wieder ans Meer fahren.«

Heute denke ich, dass hinter meinen Aktionen auch so etwas stand wie: Ich tue mir weh, und das tut euch weh. Wenn ich eure Angst um mich spüre, gibt es mir Sicherheit.

Dabei hatte meine Schwester mir längst gesagt: »Wenn du so etwas tust, tust du mir vermutlich viel mehr weh als dir, weil ich dir nicht helfen kann. Ich würde dir aber gern helfen; du musst das alles nicht allein durchstehen.«

Mein Bruder kam nach Berlin, ging mit mir essen und wollte von mir eine Erklärung, weshalb ich solche Dinge tue, und weshalb ich, bevor ich es tue, nicht lieber bei ihm anriefe, um mit ihm zu reden.

Alle wussten, dass ich wohl noch häufiger dem Druck nachgeben würde; sie konnten nur versuchen, da zu sein und hoffen, dass es gut geht. Und wenn ich abhaute, mussten sie mich eben wieder einfangen.

Meine Freundin Annika verstand am besten, dass ich in diesen Situationen neben mir stand. Als sie in München war, vermisste ich sie sehr und fuhr heimlich zum Bahnhof. Ich rief sie an und teilte ihr mit, dass ich kommen würde. Sie bat mich, genau dort zu bleiben, wo ich gerade war und rief Jürgen an. Jürgen war eine Stunde vorher noch bei mir in der Klinik gewesen und konnte nicht fassen, was Annika ihm sagte. Er kam zum Bahnhof. Ich begrüßte ihn: »Ach, du bist auch hier? Wo willst du denn hin?« Jürgen sagte: »Claudi, es ist kalt, du hast keine Jacke an, würdest du bitte mit mir kommen?« Hätte in dem Moment jemand zu mir gesagt: »Spring bitte auf die Gleise«, hätte ich es auch getan. Ich ging mit Jürgen Sushi essen und wurde wieder ich selbst, was man immer in meinen Augen sehen konnte. Und ich wusste dann auch, dass es nicht gut war, was ich tat. Jürgen sagte mir sehr deutlich, dass ich endlich aufhören solle, die Menschen in meinem Umfeld zu manipulieren. Alle wären da, um mich aufzufangen. Und ich dachte in diesem Moment: Macht bitte endlich jemand, dass dieser Mann weggeht? Was will er in meiner Nähe, weshalb bemüht er sich so, in meinem Leben eine Rolle zu spielen?

Jürgen sagte: »Du kannst machen, was du willst, ich bleibe!«

Dr. Ilona Bodnar

Schnell wird Patienten, die sich selbst verletzen, das Borderline-Syndrom attestiert. Claudia ist für mich keine Borderlinerin. Wenn jemand wie sie sehr früh mit massiven Traumata konfrontiert wurde, was unter Umständen auch medizinische Behandlungen sein können, erlebt er das Gefühl: Mir wird etwas angetan, ich habe keinen Einfluss darauf, und ich kann nicht weg. Dieses das Leben Bestimmende, das nur schwer oder gar nicht zu verändern ist, erzeugt häufig entweder Resignation oder eine sehr hohe innere Spannung, die manchmal ins Unerträgliche wächst, und die man unbedingt loswerden muss. Diese Menschen wollen sich nicht umbringen, sondern die Selbstverletzungen sind ein Versuch, Spannungen abzubauen.

Claudia möchte, soweit möglich, immer alles unter Kontrolle haben. Ich habe sie auch in den schlimmsten Situationen als beinahe unnatürlich vernünftig erlebt. Sie war damals durch ihre Diagnose in einer ohnmächtigen Situation. Für dieses Warten und Nicht-genau-Wissen, wie lange und worauf überhaupt, musste sie einen Umgang finden. Ich riet ihr, so weit wie möglich ihren Bedürfnissen zu folgen und dabei nicht ständig Rücksicht auf andere zu nehmen. Wenn man unter großer Anspannung steht, muss man auf seine eigenen Bedürfnisse achten, sonst kann man psychisch erkranken. In Kliniken wird Patienten durch große Eingriffe geholfen, am Leben zu bleiben. Doch diese Eingriffe bedeuten gleichzeitig starke körperliche Verletzungen; da werden Körperteile aufgeschnitten und Brustbeine durchsägt. Diese Verletzungen hinterlassen auch seelische Narben. Doch das kann für die Ärzte, die stän-

dig damit beschäftigt sind, Leben zu retten, keine größere Rolle spielen. Ihre Rolle ist es, jemanden durchzubringen.

Als ich Claudia kennenlernte, war ihr Zustand nicht gut. Wenn ich vorher nicht schon viel mit Schwerstkranken im stationären Bereich zu tun gehabt hätte, wäre ich sicherlich erschrocken gewesen. Von Anfang an war spürbar, dass sie eine starke innere Kraft hat, dass sie sich nicht aufgeben wird. Menschen reagieren psychisch sehr unterschiedlich auf Situationen, manche geben bereits auf, wenn andere meinen, dass sei doch noch gar nicht schlimm. Andere entwickeln sich zu Kämpfern. Man kann das bei niemandem vorhersagen. Manche haben alltägliche Probleme und kommen damit nicht klar, andere haben Dinge erlebt, an denen sie psychisch eigentlich zerbrechen müssten, tun es aber nicht.

Bei unserer ersten Begegnung hatte ich das sichere Gefühl, dass es gut wäre, wenn Claudia und ich zusammenarbeiteten, weil es wichtig ist, dass jemand Außenstehender für sie da ist, jemand, der nichts von ihr erwartet. Die Familie und die Freunde sind stark, doch sie hatten natürlich auch Erwartungen an sie. Es gab Leute, die haben Claudia rund um die Uhr im Krankenhaus angerufen, auch wenn sie endlich mal schlafen konnte oder wollte. Und sie glaubte, jedem gerecht werden zu müssen. Ich hatte das Gefühl, dass ich sie in ihrer Situation unterstützen und Sinnvolles erreichen könnte.

Seit der Kindheit ist Claudia mit Krankheit konfrontiert; dies hat sie nicht geschwächt, sondern gestärkt. Ihr Überlebenswille ist enorm. Den hat sie sich erarbeitet, und er wird gestützt durch ein gut funktionierendes soziales Netz. Ich glaube, dass es Menschen gibt, die eine Energie haben, die angeboren ist. Dieser Energie kann man jedoch beraubt werden. Dazu hat Claudia es nie kommen lassen. Dass sie dann phasenweise aus sich heraustrat und sich auch selbst verletzte, war der Versuch, sich selbst vor dem Zusammenbruch zu schützen. Diese Fähigkeit, neben sich zu treten, kann einem helfen, Schweres durchzustehen, denn man hat das Gefühl, dass das Schlimme, das da gerade geschieht, nicht einem selbst passiert, oder dass man doch irgendwie Einfluss darauf nehmen kann.

Bevor ich Frau Bodnar kennenlernte, suchte ich wegen meiner Selbstverletzungen einen anderen Psychotherapeuten auf. Er attestierte mir die Borderline-Persönlichkeitsstörung und hielt mich dadurch für nicht qualifiziert, auf einer Transplantationsliste zu stehen. Ich wäre emotional unberechenbar, würde überhaupt nicht verstehen, worum es in meiner Situation und bei Transplantationen an sich ginge, ich sei also der Sache keinesfalls gewachsen.

Ohne mein Wissen schrieb er diese Einschätzung in einem Brief an das Deutsche Herzzentrum Berlin. Ich frage mich bis heute, ob dieser Psychotherapeut überhaupt ahnt, in welche Lage er mich durch diesen Brief brachte.

Das Wort *ausweglos* wird oft benutzt und scheint abgegriffen. Ich befand mich aber tatsächlich in einer Situation, in der es durch diesen Brief keinen Ausweg mehr hätte geben können. Es gab auch kein Zurück. Meine Lunge ließ mich nur noch in einer Situation leben, in der es mir zunehmend schlechter gehen würde. Irgendwann würde diese Lunge gar nichts mehr für mich tun, das war allen klar.

Als ich wieder kurz davor war, mich zu schneiden, suchte ich eilig eine Psychologin auf. Ich wollte mir nichts mehr antun, brauchte aber jemanden, der mich dabei professionell unterstützte, wenn ich doch wieder kurz davor war, es zu tun. Diese Psychologin hatte jedoch gerade keine Zeit für mich. Ich stand unter dieser hohen Anspannung vor ihr, mir gleich wieder eine Rasierklinge nehmen zu wollen, und sie sagte: »Kommen Sie nächste Woche wieder.« Ich versuchte ihr klarzumachen, dass ich *sofort* Rat bräuchte. Sie sagte tatsächlich, ich solle diese Selbstverletzungen einfach nicht mehr machen, und fragte mich, weshalb ich das überhaupt tun würde. Ich antwortete, dass ich das nicht wüsste. Sie verwies mich wieder darauf, dass sie keine Zeit habe.

Danach tat ich *es* wieder. Ich sagte damals immer: »*Es* ist wieder passiert.« Dass ich mich selbst geschnitten, also selbst verletzt habe, konnte ich erst später sagen. Ich begriff, dass ich es abstellen musste. Ich realisierte doch den Moment, in dem der Wunsch, es zu tun, in mir aufstieg. Ich konnte also auch versuchen, diesem Verlangen zu widerstehen. Meine Freunde und Familie waren in dieser Situation allesamt klüger als all die Psychologen, die ich vor Frau Bodnar hatte. (Ich erinnere mich noch an einen, der mit einem Flipchart vor mir stand und mein Problem darauf aufzeichnen wollte. Den habe ich natürlich auf Anhieb nicht ernst genommen.) Meine Eltern, Geschwister und Freunde wussten wie ich, dass ich nicht wirklich psychisch krank war, sie wussten wie ich, dass dieses Ritzen ein Ventil waren. Sie suchten allesamt nach Wegen, um mir zu helfen. Sie brachten mir Dinge, die ich in solchen Momenten kaputt schmeißen konnte, Gegenstände, gegen die ich schlagen konnte, bis es mich schmerzte, ohne mich jedoch dabei zu verletzen.

Ich versuchte weiterzuleben. Mein Onkel Klaus sagte mir eines Tages, dass er für ein Event in Berlin eine Location suche und deshalb jemanden bräuchte, der Restaurants teste. Damit setzte er für mich ein unheimliches Highlight. Immer wenn ich die Klinik verlassen durfte, lud ich Freunde zum Essen in die unterschiedlichsten Lokale ein. Danach berichteten wir meinem Onkel ausführlich, bis wir das passende Restaurant für sein spektakuläres Event gefunden hatten. Ich fand langsam einen Weg, mich immer seltener zu verletzen. Das Verlangen ließ nach. Wenn ich diesem doch noch wieder nachgab, ging es mir wahrscheinlich auch darum, dass ich mein Blut fließen sehen wollte, denn das bewies mir, dass ich noch lebte.

Aus meinem Tagebuch im Herbst 2003

Seit elf Tagen im Krankenhaus, aber ist das so schlimm? Manchmal frage ich mich: Was ist schlimm? Es gibt Momente, da fällt mir alles ganz schwer, ich bin total quenglig und ungerecht, vor allem zu Mama. Aber wenn diese Phasen vorbei sind, geht es wieder. Dann gibt es viel zu lachen und überwiegend gute Momente. Bis auf die Nachmittage, so ab 14:30 Uhr, da fängt es meistens an, dass es mir schlecht geht. Manchmal so wie jetzt, wenn ich auf meinem Bett sitze, überlege ich mir, wieso es mir eigentlich schlecht geht? Geht es mir überhaupt schlecht? Vielleicht sollte ich einfach aufstehen und aus der Klinik rausspazieren, und alles ist wieder wie vorher. Heute hieß es bei der Visite, am Freitag könne ich gehen. Vielleicht, wenn ich mir ganz viel Mühe gebe, können wir daraus Donnerstag machen. Dann bin ich Freitag zu Hause, wie ich es Angela versprochen hatte. Außerdem meinte heute Dr. Hörnig zu mir, ich werde ein Level finden, auf dem ich selbst darüber entscheiden kann, was ich machen kann und was nicht. Ich sollte mich dabei von unten nach oben steigern. Gut, dass er das gesagt hat, ich würde mir selber ja zutrauen, oben, on the top, weitermachen zu wollen. Ich hätte Superlust darauf, wenn ich in Mainz bin, in den Holiday-Park zu fahren, da war ich seit tausend Jahren nicht mehr. Ich hätte mal wieder so richtig Lust auf Achterbahnfahren. Das wird mein neues Ziel!

Die Lungenfunktionsuntersuchung habe ich hinter mir, jetzt werde ich gerade zum Echo gefahren. Dort angekommen, sind doch noch drei ältere Leute im Bett vor mir dran. Wieso holt man mich dann schon so früh ab? Damit ich mir in dem Gang die Beine in den Bauch »sitze« und die herumfliegenden Bakterien von den anderen Patienten einatme, die eigentlich nur noch röcheln? Oder ist es Schicksal, und das Warten bedeutet, hoch in den 17. Stock zu Dr. Kinkel zu fahren, um Hallo zu sagen? Ja, ich glaube, das bedeutet es …

Ich war bei ihm, und er hat sich mal wieder Zeit für mich genommen. Mit ihm zu reden tut gut und hilft. Er hat einfach eine gute Einstellung zu den Dingen. Bei ihm habe ich das Gefühl, dass er die Dinge, die er sagt, auch so meint.

Danach hat ein Arzt zu mir gesagt, dass wir über die lange Zeit, über die wir uns schon kennen, fast schon Freunde geworden seien, und er mir ganz privat sagen wolle, dass er eine HU-Listung (High-Urgent-Listung) nicht befürworten könne. Er habe auf der Transplantationsstation gearbeitet und gesehen, dass das kein Kinderspiel sei. Er wüsste, dass ich tapfer und sehr willensstark sei und kämpfen würde, aber er würde mir wünschen, dass die Situation so stabil bleibe, dass die Transplantation irgendwann später vorgenommen würde. Er war zwar total nett und sehr offen, aber diese vielen Meinungen sind oft doch recht belastend und verwirrend für mich …

Der Abend war schön; ich lag mit Katrin im Klinikpark, später haben wir Essen bestellt und ferngesehen. Katrin muss ab November ganz viel lernen, dann können wir das gut zusammen machen, so richtig schöne Lernabende. Mama war bei Freunden zum Essen eingeladen. Ich glaube, dass hat ihr mal ganz gutgetan.

Gute Nacht, bis morgen!

BERLIN, SEPTEMBER 2003

Im September 2003 hatte Professor Witt ein entscheidendes Gespräch mit mir geführt. Er hatte mir gesagt, dass meine Lungenfunktion sich nochmals verschlechtert habe, so sehr, dass ich auf eine sogenannte High-Urgent-Liste gesetzt werden sollte. Damit sagte er mir gleichzeitig, dass er glaubte, dass ich nicht mehr lange leben könnte, dass sich aus der Prognose ergebe, dass unbedingt in absehbarer Zeit transplantiert werden sollte.

Man bekommt durch die Hochlistung eine höhere Dringlichkeitsstufe auf der Transplantationsliste. Trotzdem kann man natürlich noch endlos auf ein neues, noch wesentlicher: passendes Organ warten, am Ende vielleicht auch vergeblich. Der zuständige Arzt stellt in einem solchen Fall einen Antrag bei Eurotransplant in Leiden, Holland. Hier entscheiden unabhängige Gutachter über den Antrag. Ich würde die Genehmigung für eine HU-Listung bekommen, da waren Professor Witt und ich uns sicher, denn die Lungenfunktion war katastrophal, mein Blut mit Sauerstoff unterversorgt, das Herz zu groß, die Lunge, wie Dr. Kinkel viel später mal sagte, nur noch ein eigentümliches Gebilde mit einem Rest Gewebe drum herum. Das Einzige, was gegen eine Listung sprach, war die Tatsache, dass es auf dem Gebiet der Transplantation kaum Erfahrungen mit meiner Grunderkrankung, der Sklerodermie, gab.

Ich wusste, dass meine Zustimmung zur HU-Listung auch bedeuten würde, die Klinik nicht mehr verlassen zu dürfen. Ich dachte an meine Mutter, die ständig beruflich an abgelegenen Orten unterwegs war und ab der Hochlistung nun alles so organisieren müsste, dass sie von überallher zu mir kommen könnte. Ich dachte an meine Schwester, die zu Hause Abitur machte, und die sich sowieso schon kaum noch auf die Schule konzentrieren konnte, weil sie ständig befürchtete, mir könnte etwas passieren. Und ich dachte an meinen Vater und Christian, die von Mainz aus immer kommen mussten. Ich realisierte an diesem Punkt aber noch gar nicht, was es eigentlich für mich bedeuten würde, nicht mehr nach Hause zu dürfen.

Als ich dann auf der HU-Liste stand, fragte ich einen meiner Ärzte, ob ich abends mal kurz zur Abschiedsparty eines Freundes dürfe. Der Arzt stand vor mir und sagte: »Claudia, nein!« Daraufhin schrieb ich ihm am selben Abend verärgert eine SMS; ich schrieb, wie unmöglich ich es fände, dass ich nicht zur Feier meines Freundes Nicolas dürfe. Heute weiß ich, dass das ungerecht war. Ich schätze diesen Arzt sehr; er hatte die ganzen Monate zuvor mit dafür gekämpft, dass ich überlebte, jetzt stand ich auf der HU-Liste und schrieb ihm solch eine Nachricht.

Damals haben manche Ärzte und Pfleger gemeint, dass weder ich noch meine Familie realisierten, was gerade mit mir geschah. Ich habe mich gegen diese Behauptung stark gewehrt. Heute weiß ich, was sie meinten: die Bereitschaft, auch mal Dinge hinzunehmen, wie sie sind, auch wenn man das eigentlich nicht möchte. Ich kämpfte oft dagegen an. In der Medizin gibt es den Begriff *intelligente Non-Compliance* (das Nichtbefolgen einer tatsächlich falschen oder nicht sinnvollen Therapieanweisung aufgrund eigener rationaler Überlegung und Beobachtung des eigenen (Nicht-)Heilungsprozesses). So diskutierte ich gern bei Visiten, denn als aufgeklärter Patient, und das meine ich auch heute noch, sollte man Dinge hinterfragen. Dabei sollte man nicht als

Besserwisser daherkommen, aber man sollte auf keinen Fall beim Betreten einer Klinik seine Eigenständigkeit, seine Meinung und seinen Anspruch an sich und sein Leben ablegen. Das habe ich nie getan. Viele Ärzte fanden mich deshalb schrecklich, manche schätzten mich dafür.

Jürgen schrieb mir an dem Abend, an dem ich nicht auf die Party durfte, eine SMS, in der er mir versprach, dass wir gemeinsam noch auf ganz viele tolle Partys gehen würden. Meine Freundin Annika verzichtete auf die Feier und blieb bei mir in der Klinik. Von einem Freund bekam ich anlässlich der Hochlistung eine Postkarte mit dem Zitat: *Wer unverhofft strandet, hat immer die Möglichkeit, Neuland zu entdecken.*

Gestrandet, fragte ich mich, wo bin ich gestrandet?

In der Zeit, in der ich HU-gelistet war, schrieb ich noch intensiver Tagebuch als sonst, trug in meinen Kalender jedes wichtige Ereignis, das meine Familie, meine Freunde oder mich betraf, ein, telefonierte viel und schrieb Briefe. Jeden meiner Tagebucheinträge beendete ich mit: »Gute Nacht, bis morgen!«; das gab mir das Gefühl, dass alles gut gehen würde.

Eintrag in mein Tagebuch, Samstag, 1. November 2003

Tati und ich haben so richtig ausgeschlafen, die Samstagsvisite und das Frühstück verpennt, auch die Schwester mit dem Tablett und die Putzfrau – wie tief müssen wir geschlafen haben?! Um 11:30 Uhr sind wir dann aufgewacht, lagen im Bett, haben Friends *geschaut. Mami kam zum Frühstück, Angi war mit Evy in der Stadt. Mama hat es heute endlich geschafft, eine Tagesdecke zu kaufen, die groß genug ist – und auch noch rot; total cool! Da die Schwestern hier ja so gerne stressen (»Claudi, ihr habt für den ganzen Besuch zu viele Tassen im Zimmer!«), hat Mama uns noch zwei schöne eigene Tassen gekauft und ei-*

nen kleinen Tisch fürs Bett. Mein Zimmer wird immer schöner; bald will ich gar nicht mehr weg.

Chris kam vom Flughafen und hat uns alle zum Sushi-Essen und Spielen in der Klinik getroffen. Chris, Angi, Tati, Evy, Mama und ich. Das war lustig, vor allem, weil ich finde, dass wir erschreckend schlecht im Beantworten der Fragen von Trivial Pursuit *sind. Nicolas ist gut in Baden-Baden angekommen und hat mich gleich angerufen. Es ist schön, dass er versucht, mir zu zeigen, dass er nicht weg ist, nur weil er nicht in Berlin ist.*

Martina und ich haben heute mal wieder lange telefoniert. Immer freue ich mich so sehr darüber und bin so stolz auf uns, dass wir es geschafft haben, seit der fünften Klasse so gute Freundinnen zu sein und zu bleiben. Ich erinnere mich so gern an unsere ersten gemeinsamen verrückten Aktionen. Ach ja, und Martinchen, auf deine Frage, wann wir das letzte Mal so lange wach waren: Im Zweifel zusammen mit mir in Paris an der Bushaltestelle bis morgens um sechs. Es gibt so vieles, wofür ich dich bewundere, aber am meisten faszinieren mich deine ruhige, reife Art und dein Humor. Du bist ja immer ein bisschen Vorbild für mich. Deine Freundschaft ist eine der ehrlichsten und besten, die ich über all die Jahre hatte und habe, und ich wünsche mir, dass sich daran nie etwas ändert. Bitte, versprich mir, dass du einfach immer so bleibst, wie du bist, dir treu bleibst und gut auf dich aufpasst. Vor allem verschenke dein Herz niemals an jemanden, der es nicht zu hundert Prozent verdient hat.

Heute schläft Mama bei mir.

Gute Nacht, bis morgen!

Sonntag, 2. November 2003

Mami und Angi sind heute gefahren; der Abschied war wie immer schwer. Loretta ist für zwei Tage in Hamburg. Nicolas hat mich vom Zug aus angerufen; das war ein kurzes, tiefes und schönes Tschüss-Sagen, bevor er ab jetzt für länger in Paris ist. Er und ich wissen, was er im Auto gesagt hat, und ich habe es in meinem Herzen gespeichert.

Jürgen und ich sehen uns morgen. Jetzt liegen Evy, Chris und ich müde in unseren Betten.

Gute Nacht, bis morgen!

Montag, 3. November 2003

Bei der Visite hat der Professor sich meinen Bauch angeschaut; da kommt so eine komische Flüssigkeit aus dem Bauchnabel, und der Bauch ist ein bisschen dick. Er meinte, das müsse man die Tage über mal beobachten. Evy und Chris waren in der Stadt und haben für mich die Jacke gekauft, die ich Angi schenken will. Ich war supermüde. Evy, Annika und ich lagen faul auf dem Bett, Chris hat sich mit den Leuten von der Werbeagentur getroffen.

Jürgen kam. Mit ihm war es schön, obwohl ich anfangs ziemlich verzweifelt war; mein Bauch hat so wehgetan. Annika, Evy, Jürgen und ich lagen auf dem Bett und haben ein Video geschaut, das Daniel mir zum 18. Geburtstag gemacht hat: 18 Jahre Claudi. *Für die anderen war es lustig, ich fand es eher peinlich. Aber gut, was macht man nicht alles, damit die anderen was zu lachen haben. Als wir allein waren, konnten Jürgen und ich ein bisschen über sein Zeug reden. Schade, dass nicht wenigstens bei einem von uns alles gut laufen kann. Chris kam zu unserer Runde noch dazu. Ich habe Jürgen dann noch runter zum Auto gebracht, denn er musste ja wieder zurück nach Hamburg. Langsam bin ich das Tschüss-Sagen ja gewöhnt. Aber heute hat es doch mehr wehgetan.*

Wir sind dann noch im Rolli spazieren gefahren. Obwohl November ist, ist das Wetter seit drei Tagen schön, auch noch recht warm, und die Luft ist angenehm. Janna kam auch noch vorbei. Habe mit ihr über die Texte für Junge Helden gesprochen. Abends waren Tati, Evy, Chris und ich wieder zusammen und haben das Popstars-*Finale geschaut. Jetzt liegen Evy und ich im Bett und schauen Robbie live in Concert. Mein Bauch tut weh. Der Doc war vorhin noch mal da und meinte, mal sehen, ob ich schlafen könne. Morgen fährt Chris heim. Davor habe ich Angst, denn wir verstehen uns mal wieder so richtig gut. Die ganze Zeit mit ihm war so schön. Oh Mann, ich glaube, es gibt kaum jemanden, der seinen Bruder so sehr liebt wie ich. Das ist der tollste große Bruder auf der ganzen Welt!*

Gute Nacht, bis morgen!

Meine Schmerzen hörten nicht auf. Auch am nächsten Morgen trat Flüssigkeit aus meinem Nabel aus. Der Bauch war geschwollen, gehärtet und tat nun sehr weh.

Professor Witt sah das und fragte mich, seit wie vielen Stunden das schon so sei und weshalb das so »suppe«. Dann meinte er, dass wir es weiter beobachten sollten. Evy fuhr schweren Herzens nach Hause. Ich telefonierte lange mit meinem Vater. Es wurde in den darauffolgenden vierundzwanzig Stunden noch schlimmer. Es war ein Tag, an dem ich morgens ins Tagebuch geschrieben hatte, der Tag würde vermutlich mies werden. Dann wurde ein Ultraschall von meinem Bauch gemacht, wobei man Flüssigkeit im Bauch feststellte. Man konnte nicht so richtig erkennen, ob das eine Blinddarm- oder eine Bauchentzündung war.

Aufgrund der Medikamente, die ich nahm, hatte ich kein Fieber bekommen und auch keine erhöhten CRP-Werte (das ist ein körpereigenes Protein, dessen Wert anzeigt, ob im Körper eine Entzündung vorliegt). Es gab keinen greifbaren, aussagekräftigen und »echten« Befund, da die Medikamente meine Blutwerte manipulierten. Bei einer Operation, bei der man die Bauchdecke öffnet, verändern sich die Druckverhältnisse im Körper und im Herzen. Man kann eine Bauchdecke nicht unter örtlicher Narkose öffnen, das geht nur unter Vollnarkose. Es ging also darum, dass irgendjemand den Mut haben musste, eine Entscheidung für oder gegen eine Operation zu treffen. Der Bauch tat immer stärker weh, und mir wurde immer schlechter. Der Professor zog die Chirurgen hinzu, die tippten auf eine Blinddarmentzündung und meinten, das Ding müsse raus. Sie glaubten, dass es sonst zu einer Sepsis (Blutvergiftung) kommen würde. Menschen wie ich würden in der Regel an einer Sepsis sterben. Die Internisten setzten dagegen, dass ich sterben könnte, wenn man mich operierte – das Herz, die Lunge, das Öffnen der Bauchdecke, das alles würde ich nicht überleben.

Diese Diskussionen der Ärzte wurden immer an meinem Bett ausgetragen.

Meine Mutter kam nach Berlin. Sie und ich beschlossen abends, ins Bett zu gehen, zu schlafen, das Ding zu beobachten und am nächsten Tag zu entscheiden. Der Professor ging abends zu einer Veranstaltung.

Ich durfte keine Schmerzmittel mehr nehmen, weil beobachtet werden sollte, ob die Schmerzen zunahmen, denn dann hätte sich die Entzündung verschlimmert. Das wiederum hatte zur Folge, dass ich mit unerträglichen Schmerzen im Bett lag.

Nachts um halb eins klopfte es, und Professor Witt kam im dunklen Anzug zur Tür herein. Meine Mutter wachte auf und sagte: »Herr Professor Witt, das ist aber schön, dass sie noch mal vorbeischauen!«, so, als wäre es erst mittags. Er setzte sich zu uns und sagte, dass er bei der Veranstaltung, auf der er war, unruhig geworden sei und sich meinen Bauch noch mal ansehen wolle. Was er sah, gefiel ihm nicht. Er entschied, zu operieren.

Meine Mutter rief meine Schwester und meinen Bruder an, die inzwischen wieder zu Hause in Mainz – und relativ nervös waren. Ich telefonierte mit meinem Vater.

Nachdem entschieden worden war, dass operiert werden sollte, packten Angi und Chris ihre Koffer und rasten zum Flughafen. Sie hatten nur wenig Zeit, und der Weg zum Check-in in Frankfurt war weit, sodass sie sehr schnell rennen mussten – und das morgens um sechs. Sie flogen nach Berlin, landeten, rannten zum Taxi, vom Taxi aus in die Charité und direkt in mein Zimmer. Chris sagte: »Claudi, mach mal Platz im Bett, ich muss auch liegen, mir geht's nicht gut.«

Mein Vater kam mit einer späteren Maschine nach.

Arend, Nico und Vanina, die beste Freundin meines Bruders, kamen. Annika war da.

Ich wurde in den OP gebracht. Vorher hatte ich mit Jürgen telefoniert; er drehte gerade in Hamburg einen Film.

Als ich aus der Narkose aufwachte, standen Menschen vor mir, von denen ich wusste, dass es meine Familie war, ich war jedoch so benebelt, dass ich sie nur anhand der Größe zuordnen konnte. Mir war nur wichtig, dass meine Schwester wusste, dass ich wach bin, und ich sagte immer wieder »Meine Schwester, meine Schwester.« Es waren eine Blinddarmreizung und eine Entzündung im Bauchraum gewesen.

Ich verbrachte eine Nacht auf der Intensivstation. Annika hatte einen sehr netten Arzt darum gebeten, dass ich Jürgen ausnahmsweise von seinem Diensttelefon aus anrufen dürfe. Und obwohl Telefone auf der Intensivstation eigentlich streng verboten sind, erfüllt er uns den Wunsch. Abends telefonierte ich mit Jürgen, der gerade in Hamburg bei einem Geschäftsessen saß. Er konnte mich wohl kaum verstehen, wegen des Piepens der vielen Geräte auf der Intensivstation. Er sagte: »Ich war sicher, dass du es schaffst!«

Mir ging es nicht gut; diese ganzen Schläuche und Kabel – ich fand die Intensivstation ekelhaft. Meine Mutter sagte zu mir, dass sie jeden Tag einen Schlauch mehr aus mir herausziehen würden, und es mir dann bald wieder gut gehen werde. Nachts kam der diensthabende Arzt zu mir und meinte: »Dafür, dass du mir mit solcher Dramatik angemeldet wurdest, ist doch alles relativ komplikationslos verlaufen. Wenn das alle meine Notfälle so machen würden, hätte ich keine Sorgen. Ich glaube, du kannst heute Mittag schon auf die normale Station.«

Die Narbe am Bauch zog so sehr, dass ich mich in den Tagen darauf nur gekrümmt halten konnte. Meine Mutter meinte: »Du gehst wie eine alte Frau. Meine Kaiserschnittnarbe ist viel länger, und mein Arzt hat damals nach dem dritten Kaiserschnitt gemeint, dass eine so junge und attraktive Frau nicht gebückt gehen darf. Ich sollte aufrecht gehen.« Das übertrug sich sofort auf mich, und ich lief mit meiner Mutter über den Gang – aufrecht.

Der Bauch verheilte schnell. Das Problem war nur, dass meine linke Hand zwei Tage nach der OP auf einmal anfing, taub und blau zu werden. Man hatte mir bei der OP einen arteriellen Zugang gelegt, das heißt, die Pulsader der linken Hand im Handgelenk wurde punktiert und ein kleines Röhrchen und eine Nadel reingesteckt, um daraus Blut zu ziehen und so die Sauerstoffsättigung messen zu können. Man hatte aber leider nicht bedacht, dass bei Sklerodermie-Patienten die Arterien verhärtet sind und es dadurch Schwierigkeiten geben kann. Durch diese Verletzung war meine Hand nicht mehr durchblutet. Das war uns allen vorher nicht bewusst. Die Hand war futsch und war einfach immer blau. In der Klinik hatten sie dann Sorge, dass die Hand absterben könnte und amputiert werden müsste. Dann wurden Ultraschall- und eine Doppleruntersuchung gemacht, Durchblutungstests, Blutströme und Messungen, aber es wurde immer schlimmer. Wenn die Hand beim Schlafen nur etwas abgeknickt lag, war sie morgens taub, dunkelblau, fast schwarz.

Eines Sonntags saß ich mit Jürgen im Charité-Hochhaus, weil noch eine Ultraschalluntersuchung gemacht werden musste. Wir waren beide ziemlich geknickt. Ich hatte gerade diese Zusatz-OP überlebt und das Gefühl, zwar operiert, aber immer noch nicht transplantiert zu sein. Und nun war das mit der Hand noch dazugekommen.

Am Montag erzählte mir Professor Witt von einem Medikament namens *Ilomedin*®, mit dem Wirkstoff Iloprost, das zwar äußerst unangenehm sei, aber die Gefäße erweitern würde. Dieses Mittel sei die einzige Chance, die wir hätten, um meine Hand zu retten. Damit fing ein Horror an, denn die Infusionen führten dazu, dass man tomatenrot wurde und einem glühend heiß war, was eben dadurch kam, dass die Gefäße sich sehr weit öffneten und ich extrem durchblutet wurde. Die Infusion dauerte täglich drei Stunden über drei bis vier Wochen lang. Diese Tortur hat die Hand schließlich gerettet.

Jürgen war inzwischen in meine Familie und meinen Freundeskreis integriert. Seit Sommer 2003 hatte sich Junge Helden enorm entwickelt. Gemeinsam mit der Werbeagentur, in der Nico arbeitet, brachten wir den Verein und sein Vorhaben immer stärker ins Leben und in die Öffentlichkeit. Wir drehten zum Beispiel einen Werbespot, in dem Jürgen und Loretta mitspielten. Über Sebastian Zühr, der gemeinsam mit Henning Ferber den Spot produziert hat, kam der Kontakt zur Band »Virginia Jetzt!« Ich telefonierte mit dem Bassisten Mathias, und die Band stellte uns ihren Song »Das ganz normale Leben« zur Verfügung.

Matze wurde ein guter Freund; bald telefonierten wir nicht mehr nur, sondern er kam oft nachmittags zu mir in die Klinik, blieb mehrere Stunden, um mit mir, uns, zu reden und Quatsch zu machen. Wir sprachen viel über Filme und Musik. Die Band »Coldplay« spielte damals eine große Rolle für mich; wenn Matze kam, hörten wir das Album *X and Y* mehrmals hintereinander. Vor allem das Lied »Fix You« gab mir das Gefühl, Chris Martin würde mir aus dem Herzen singen. In dem Lied heißt es:

When you try your best but you don't succeed
When you get what you want but not what you need
When you feel so tired but you can't sleep
Stuck in reverse.

Mathias half mir. Die Jungs von »Virginia Jetzt!« spielten ebenfalls in unserem Junge-Helden-Spot mit.

Nachdem seit der HU-Listung abzusehen war, dass ich keine Ausbildung mehr anfangen konnte, betrieb ich das Projekt Junge Helden von der Klinik aus. Ich verabredete mich mit Leuten im Krankenhaus, um mit ihnen über das Thema Organspende zu sprechen. Es erschienen erste Zeitungsartikel. In *Max* hatten wir eine zwölfseitige Fotostrecke, die von Christian von Alvensleben geshootet wurde, in der sich Prominente wie Barbara Schöneberger, Jürgen Vogel, Fredi Bobic, Nora Tschirner, Lucy Diakovska, Roman Knižka oder Loretta Stern nackt und jeweils mit einem Organ (vom Schwein) in der Hand abbilden ließen. Dazu verfasste Oliver Wurm einen sehr guten Artikel, auch über die Situation in der Klinik, der für viel Aufsehen sorgte.

Anfang Januar 2004 gingen Jürgen und ich zum ersten Mal in eine Fernsehsendung bei SAT.1. Dieser Auftritt kostete mich beinahe meinen Platz auf der HU-Liste.

Die SAT.1-Sendung war live. Jürgen und ich trugen Junge-Helden-Shirts, und schilderten in der Sendung, dass die Situation, der man durch das Warten in der Klinik ausgesetzt ist, unerträglich sei. Vorher hatten die SAT.1-Leute einen Einspieler bei mir im Krankenhaus gedreht. Kaum waren Annika, die mich begleitet hatte, und ich zurück in der Klinik, wurde mir vom Stationsarzt übermittelt, dass der Auftritt für Verärgerung im Herzzentrum gesorgt habe, da externe Leute gefragt hätten: »Wie kann ein Mädchen, das HU-gelistet ist und angeblich nur noch zwei Wochen zu leben hat, morgens um neun Uhr vergnügt und geschminkt wie ein Papagei gemeinsam mit Jürgen Vogel in einer Fernsehsendung sitzen?«

Zu Recht. Es war eine naive, unvernünftige Aktion von mir gewesen. Das Absurde war, dass ich mich für die Sendung extra so stark hatte schminken lassen, damit ich gesund aussah. Ich war mit Sauerstoff zum Sender gefahren, hatte kurz vor dem Auftritt den Schlauch aus der Nase genommen und ihn gleich nach dem kurzen Gespräch wieder in die Nase gesteckt. Zu spät übrigens; ich bin dann erst mal ohnmächtig geworden.

Das war selbstverständlich alles ziemlich dumm von mir, denn für die Zuschauer sah es wirklich so aus, als ginge es mir prima. Dabei ging es mir miserabel; ich konnte in der Zeit kaum noch laufen und hatte immer häufiger Atemnot. Ich schrieb an Professor Hetzer, dessen Meinung mir sehr wichtig war, einen Brief, in dem ich mich für mein naives Verhalten entschuldigte. Was hatte ich mit dieser Aktion im Frühstücksfernsehen erreichen wollen? Ich musste fortan auch immer wieder verhindern, dass man annahm, ich sei ein »Promikind« und deshalb privilegiert. Ob man prominent ist oder nicht, hat keinerlei Auswirkungen auf das Ranking der Transplantationsliste. Diese Liste wird von Eurotransplant geführt, es ist gleichgültig, wie viel Geld man hat, oder wer man ist. Es ist auch gleichgültig, ob man Privat- oder Kassenpatient ist. Allein der Gesundheitszustand eines Patienten entscheidet darüber, ob man auf diese Liste kommt. Das wissen die meisten Menschen nicht.

Ich nutze seither oft meine Zeit, um Journalisten oder Redakteuren das alles sehr genau zu erklären. Wir verbringen viel Zeit in der Vorbereitung eines Beitrages und auch während der Arbeit mit Journalisten, damit am Ende alles dem Thema Organspende gerecht wird. Und doch wurden wir hin und wieder enttäuscht. Es gibt Situationen, in denen Redakteure schneiden und kürzen müssen; leider hat dies manchmal auf den Inhalt der Beiträge negative Auswirkungen. Es werden gelegentlich Überschriften über die Geschichten gesetzt, wie zum Beispiel »Wie lange werden Sie noch leben, Frau Kotter?« Oder: »Wann wird man eine neue Lunge für Sie haben, Frau Kotter?«

Oft suchten die Redakteure damals nach einem Schicksalsreport. Und das war gerade das, was ich nicht wollte. Das Wort Schicksal ist für mich negativ besetzt. Meist kamen die üblichen Fragen nach Angst und Unverwundbarkeit, und am liebsten wollte man, dass ich beim Antworten einen Infusionsständer neben mir herziehe. Ich dachte immer, die Geschichte ist doch tragisch genug, weshalb nun noch tragische Bilder? Auf alle TV-Berichte über mich ließ ich einen Sperrvermerk setzen. Für den Fall, dass ich die Transplantation nicht überleben würde, wollte ich verhindern, dass meine Familie oder Freunde eines Tages den Fernsehapparat einschalteten und unverhofft Bilder von mir aus einer alten Sendung sahen.

Nils

Als ich in der neunten Klasse nach vier Jahren Amerika-Aufenthalt nach Deutschland zurückkam und zum ersten Mal das neue Klassenzimmer meiner Schule betrat, war ich selbstverständlich aufgeregt, weil ich niemanden kannte und nicht wusste, was mich erwartete. Während der Lehrer mich vorstellte, starrten mich etwa 25 Schüler an. Ein Mädchen lächelte mir sehr freundlich zu – es war Claudia.

Ich lernte Claudia sehr schnell als ein fröhliches, sorgloses, aufgeschlossenes und sehr selbstbewusstes Wesen kennen. Claudia verdanke ich, dass ich mich sofort in der neuen Klasse wohlfühlte und mich schnell wieder in Deutschland einlebte.

Kurz darauf, während einer Klassenfahrt, wuchs unsere Freundschaft. Stundenlang saßen wir in der Jugendherberge auf Hochbetten und unterhielten uns. Diese Reise war die erste, auf der ich Claudi ins Krankenhaus begleitete und auch ihre Familie kennenlernte. Claudi in die Klinik zu begleiten wurde in den darauffolgenden Jahren zur semiprofessionellen Routine. Unsere Freundschaft prägten ansonsten unzählige, stundenlange Gespräche, die dazu führten, dass wir uns bis heute ohne viele Worte verstehen.

Claudia kann sehr stur sein; sie weiß genau, wann sie etwas nicht kann oder nicht will, und setzt sich dann durch. Ich glaube, dass diese Sturheit eine Quelle für ihre große Lebensenergie und ihren beeindruckenden Lebenswillen ist.

Heute gibt es Zeiten, in denen wir uns über mehrere Monate nicht sehen können, weil ich oft im Ausland arbeite. Doch Distanzen von zehntausend Kilometern schaden unserer Freundschaft nicht. Wir sind uns ein Leben lang verbunden.

Durch die Freundschaft zu Claudia habe ich gelernt, mich auf die wichtigen Dinge im Leben zu konzentrieren: auf Freundschaft, Familie und Gesundheit. Claudias großer Lebensmut zeigt mir, dass unlösbare Probleme nicht existieren. Ihre Lebensphilosophie, ihr Charakter spiegeln sich in Junge Helden wider. Selbst in den dunkelsten Stunden bleibt Claudia noch positiv und spendet anderen Trost. Ich bin stolz darauf, Claudias Freund sein zu dürfen.

BERLIN, 28. FEBRUAR 2004

Am 28. Februar 2004 wachte ich morgens auf, und Professor Witt, Dr. Hörnig, Frau Dr. Franke und Dr. Schmidt standen an meinem Bett. Professor Witt erzählte mir etwas, das ich nicht richtig begriff. Meine Mutter kam ins Zimmer, sah mich an, und da erst verstand ich endlich, dass eine Lunge für mich eingetroffen war.

Ich eilte hinaus auf den Flur und rief Jürgen an, meine Mutter telefonierte mit meinem Bruder. Jürgen steckte gerade in den letzten Dreharbeiten zu *Keine Lieder über Liebe*. Er sprang sofort ins Auto und fuhr los zu mir.

Annika war die ganze Zeit bei mir gewesen, nur ausgerechnet an diesem Morgen nicht, weil sie zum Konzert von Jürgen während des Drehs in Hamburg war. Ich rief sie an. Ich rief Katrin an. Beide fuhren sofort aus Hamburg los. Als ich Arend anrief und sagte, dass sie eine Lunge für mich hätten, putzte ich mir gerade die Zähne. Arend sagte erst einmal eine Weile nichts, dann fragte er: »Weshalb putzt du dir jetzt die Zähne?«

Ich antwortete: »Keine Ahnung, das mache ich immer nach dem Aufstehen.«

Er fragte: »In solch einer Situation putzt man Zähne?«

»Ich weiß nicht, was ich sonst machen soll; ich mache einfach die gleichen Dinge wie immer«, antwortete ich.

Arend fragte: »Und was soll ich jetzt machen, Claudi?«

»Mach doch einfach die Dinge, die du sonst morgens auch machst. Und dann komm hierher.«

»Ja, das ist eine gute Idee.«

Ich riet ihm außerdem, ein Taxi zu nehmen.

Arend wiederholte: »Taxi, ja, das ist eine gute Idee. Okay, dann putze ich mir jetzt die Zähne.«

Arend rief danach noch seine Mutter an, weil er nach unserem Telefonat doch noch wie ein kopfloses Huhn durch die Wohnung lief. Ich telefonierte mit meinem Vater und rief meine engsten Freunde an. Loretta war in Mainz, Janna war gerade aus New York zurück, Nico eilte von der Arbeit aus zu mir. Meine Schwester ging aus irgendeinem Grund nicht ans Telefon; das war schrecklich für mich. Meine Mutter rief schließlich in der Schule meiner Schwester an. Als meine Schwester fast zeitgleich in der Pause auf ihr Handy sah und die vielen Anrufe in Abwesenheit entdeckte, war ihr sofort alles klar. Zusammen mit Christian und Loretta kam sie nach Berlin. Mein Vater hatte zu dieser Zeit eine Gürtelrose und durfte keinesfalls zu mir, denn es wäre für mich zu gefährlich geworden. Das Nicht-kommen-Dürfen war für meinen Vater und mich furchtbar. Mein Vater schickte mir ein bewegendes Fax – direkt ins Herzzentrum.

Zur Transplantation musste ich die Charité verlassen und ins Deutsche Herzzentrum. Frau Dr. Franke nahm mich zum Abschied in den Arm und sagte: »Claudi, sei bitte nicht enttäuscht, wenn die Aktion vorher abgebrochen wird.« Ich fragte mich, weshalb so etwas geschehen sollte. Jürgen kam ins Herzzentrum und legte eine One-Man-Show hin, um die anderen und mich zu unterhalten. Es war eine sehr ausgelassene, heitere Stimmung unter uns. Eigentümlicherweise lag ich in demselben Zimmer, in dem damals die Frau lag, die auf eine Lunge gewartet und die ich mehrmals besucht hatte.

Alle, die benachrichtigt worden waren, waren nach und nach eingetrudelt, doch es passierte nichts. Ich war inzwischen komplett für die OP vorbereitet, hatte die nötigen Pillen geschluckt und war von oben bis unten mit Desinfektionsmittel gelb eingepinselt.

Meine Mutter war es dann, die als Erste realisierte, dass es nicht weiterging. Irgendwann kam Dr. Hörnig mit einem weiteren Arzt herein und sagte etwas zu mir, das ich akustisch nicht wahrnahm. Es war, als würde er nur seine Lippen bewegen. Ich zog danach die Decke über den Kopf. Nico schickte alle aus dem Zimmer. Jürgen blieb und hielt meine Hand, meine Mutter beruhigte mich. Mir war kochend heiß, und ich hatte das Gefühl, gleich zu explodieren. Ich sagte: »Darf ich bitte meine Jogginghose und mein T-Shirt haben?« Man gab mir beides. Ich zog mich an, zählte bis drei und stand auf.

Schnellen Schrittes verließ ich das Zimmer in Richtung Fahrstuhl. Draußen stapfte ich durch den Schnee. Mir war immer noch heiß. Nico rannte hinter mir her. Jürgen kam, aber auch er erreichte mich nicht wirklich. In diesem Moment kamen mein Bruder, Angela und Loretta aus Mainz im Herzzentrum an. Christian sah mich dort im Schnee und kam mit seiner riesigen Daunenjacke auf mich zu, in die er mich mit einwickelte. Er nahm mich in den Arm und sagte nichts. Dann begann ich endlich zu weinen. Nico erzählte mir später, dass in dem Moment, in dem mir die Nachricht überbracht worden war, dass ich doch nicht transplantiert würde, Schneeregen eingesetzt hatte. Er meinte: »Du bist der einzige Mensch, der den Himmel zum Weinen bringt.«

Die Ärzte hatten entdeckt, dass die Lunge, die für mich vorgesehen war, einen Defekt hatte; deshalb hatte man das Risiko einer Transplantation also nicht eingehen können. Man sagte mir nun, dass man mich zurückschicken würde. Aber wohin zurückschicken? In mein stagnierendes Leben in der Charité? Ich hatte dort doch gar kein Leben mehr! Ich sagte meiner Mutter, dass ich auf keinen Fall zurückgehen wolle. Ich telefonierte lange mit meinem Vater; ansonsten redete ich mit niemandem.

Meine Mutter besprach mit den Ärzten, dass sie mich erst mal mitnehmen und abends zurück in die Charité bringen würde. In Lorettas Wohnung ging ich dann in die Badewanne; Angi wusch das gelbe Zeug, mit dem ich eingepinselt war, von mir ab. Wir verbrachten den Tag bei Loretta. Während die anderen hier und da etwas erzählt, Essen besorgt oder geweint hatten, blieb ich stumm. Nur Annika war es, die ähnlich wie ich reagierte. Sie war allein nach Hause gefahren und hatte sich dort eingeschlossen.

Annika

Der Tag, an dem es mit der neuen Lunge für Claudi nicht klappte, war sehr schlimm für mich. Ich fühlte mich so hilflos. Ich konnte nichts tun. All die Hoffnungen der letzten Monate, die Anspannung, die Angst – tausend Gedanken und Gefühle prasselten auf mich ein, erdrückten mich. Ich wusste nicht, was ich sagen sollte. Ich musste weg, allein sein. Wie sollte es jetzt weitergehen? Ich fühlte mich ohnmächtig. Noch heute bekomme ich ein beklemmendes Gefühl, wenn ich mich an diesen Tag erinnere.

Claudi und ich haben uns über Tati kennengelernt, auf einer gemeinsamen Urlaubsreise angefreundet und später zusammen in einer WG in Berlin gelebt. Es entstand eine starke Bindung zwischen uns, ein Gefühl, das man nur schwer beschreiben kann. Wir brauchten uns. Es war nie so, dass Claudi nur mich brauchte, ich brauchte sie ebenso. Sie war immer ein guter Spiegel für mich, weil sie das lebt, was auch mir wichtig ist. Unsere Freundschaft hat mir geholfen, mich selbst deutlicher zu sehen. Als ich nach München ging, um zu studieren, haben wir viel miteinander telefoniert, oft bis drei Uhr nachts. Das war 2003, als es ihr zunehmend schlechter ging. Unsere Gespräche drehten sich viel um Claudis Ängste wegen der HU-Listung und um das Thema Transplantation überhaupt. Claudi war damals bereits so geschwächt, dass sie lernen musste, auch damit umzugehen. Sie sollte die Klinik nicht mehr verlassen – unvorstellbar für jemanden wie sie. Irgendwann habe ich gespürt, dass wir ihren Weg gemeinsam gehen sollten. Es war keine Kopfentscheidung, mein Herz wusste einfach, dass es richtig ist.

Ich hatte immer wieder die weinende Claudi am Telefon gehabt und eines Abends gedacht, wie unsinnig es sei, dass sie in Berlin war und ich in München saß. Also habe ich meine Koffer gepackt, bin zu ihr in die Charité gegangen und habe ihr mitgeteilt, dass ich dableiben, dass wir das jetzt zusammen machen würden. Das war Ende Oktober 2003. Für mich war dieser Schritt sehr klar, denn ich war doch in München sowieso immer mit meinem Herzen und in meinen Gedanken in Berlin bei Claudi gewesen.

Mein Einzug in das zweite Bett in ihrem Klinikzimmer fand nicht nur für sie, sondern auch für mich statt. Claudi ist mir in einer Phase in meinem Leben begegnet, in der ich den Sinn des Lebens stark hinterfragt habe, in der ich nach etwas gesucht habe, nur wusste ich nicht genau, wonach. Worum geht es im Leben? Was sind die wichtigen Werte? Viele Menschen würden sich zum Beispiel gern für Liebe und Freundschaft entscheiden, trauen sich aber nicht. Claudi traut sich. Das verbindet uns. So wie sie möchte auch ich so viel Zeit wie möglich mit den Menschen verbringen, die ich liebe. Unsere Freundschaft hat mir bewusster gemacht, was mir wirklich wichtig ist im Leben; sie hat mir gezeigt, wo meine Prioritäten, wo meine Stärken und Schwächen liegen.

Das Besondere an Claudi ist ihr unerschütterlicher Glaube an das Leben und an die Menschen. Wenn ich an mir zweifle, glaubt sie umso fester an mich. Sie sieht die Menschen, ist für sie da, fühlt sich in sie hinein. Sie merkt sich alles: Ob jemand einen Arzttermin hat oder ein Vorstellungsgespräch – man bekommt rechtzeitig noch eine SMS von ihr. Sie ist einfach immer da. Auch als sie in der Klinik lag, als wir in der Klinik lagen.

So saß ich nun über Monate morgens in Claudis Zweitbett, wenn fünf bis zehn Ärzte zur Visite hereinkamen, wenn be-

sprochen wurde, wie es weiterging. Manchmal zog ich mir die Decke über den Kopf, damit mich die Ärzte nicht so verschlafen sehen konnten. Nach einiger Zeit kam dann seltener Visite, vielleicht, weil man uns ausschlafen lassen wollte, vielleicht, weil die Ärzte selber nicht wussten, wie es mit Claudia weitergehen sollte, und was sie uns sagen sollten.

In unserem Zimmer in der Charité herrschte immer reger Betrieb, ein ständiges Kommen und Gehen von Freunden, Familienmitgliedern, Ärzten, Schwestern, Pflegern, Physiotherapeuten. Es fühlte sich ein bisschen so an, als lebten wir beide in einer eigenen kleinen Parallelwelt, in der ab und zu Besucher vorbeischauten. Das Handy klingelte beinahe pausenlos. Claudi wagte es nicht, es auf lautlos zu stellen, weil sich so viele Leute Sorgen um sie machten. Also erzählte sie, oder stellvertretend ich, x-mal am Tag, wie es ihr ging.

Manchmal hauten wir nachts ab und fuhren mit dem Auto durch Berlin. Das tat so gut und war unheimlich schön. Die dunkle Stadt hüllte uns ein, sie beschützte uns. Sie gab uns die Möglichkeit, für einen Moment in ihr zu verschwinden – ein Gefühl von Freiheit. Auf dem Rückweg in die Klinik passierte es immer wieder, dass wir irgendwo anhielten und stundenlang diskutierten, weil Claudi nicht zurück in die Klinik wollte. Manchmal rief ich dann Till oder Jürgen an, damit sie Claudi gut zuredeten und sie überzeugten, dass es wichtig war, zurückzugehen. Dabei konnte sie jeder in solchen Momenten so gut verstehen. Ich hatte ja oft selber keine Lust mehr auf dieses Klinikleben. Doch wir alle, wir hätten einfach aufstehen und hinausgehen können, Claudi nicht. Dieses Eingesperrtsein gemeinsam zu erleben, war etwas, wodurch auch ich meine Grenzen kennenlernte. Ich versuchte, Claudi zuliebe durchzuhalten, stark zu sein für sie, für mich und für alle anderen.

Am 28. Februar 2004, nach der abgesagten Transplantation, verlor ich den Boden unter den Füßen; die Wucht der aufgestauten Emotionen, der monatelangen Anspannung und Angst haute mich um. Ich fühlte mich ausgelaugt und leer. Claudi und ich waren so weit zusammen gegangen, hatten zusammen gewartet, gehofft und gelitten. Und nun? Was jetzt? Wieder von vorn? Zurück in die Klinik, als wäre nichts gewesen?

Ich fühlte mich so eng mit Claudi verbunden, dass es manchmal wehtat. Und in dem Moment war unsere Bindung besonders schmerzhaft. Ich wollte für sie da sein, ihr so viel sagen. Ich fand keine Worte für das, was ich empfand. Und ich wusste, dass es ihr ähnlich ging.

Ich konnte Annika so gut verstehen, als sie einfach wortlos ging, nachdem es mit der Transplantation nicht geklappt hatte. Es zeigte mir, wie nah wir uns emotional sind. Es macht mir keine Angst, von jemandem geliebt zu werden, und es macht mir keine Angst zu lieben. Meine Gefühle für Annika sind sehr stark. Als sie monatelang bei mir in der Klinik war, galt jegliche Aufmerksamkeit anderer mir; dabei war sie es, die vieles aus dem Hintergrund erst möglich machte. Sich selbst so zurückzunehmen, ist für mich ein Zeichen von Stärke, von Größe.

Am Abend der nicht mal begonnenen OP wurde von mir erwartet, dass ich in die Klinik zurückging. Meine Freundin Janna schlief bei mir. Meine Mutter organisierte, dass Julia am nächsten Tag aus Mainz anreiste. Für eine Pause war aber keine Zeit, ich musste so weitermachen wie bisher. Man erzählte mir, dass es Patienten gebe, bei denen die Narkose schon eingeleitet worden wäre, und denen man dann nach dem Aufwachen gesagt hätte, dass sie doch nicht transplantiert wurden.

Ich war erschöpft, meine Gespräche mit Freunden wurden ernster, ich fühlte mich von diesem *irgendwie wird es weitergehen* überrannt, überfordert. Ich war 23 Jahre alt und hatte seit meiner Rückkehr aus San Diego mehr Zeit im Krankenhaus als zu Hause verbracht.

Julia kam und blieb bei mir und erlebte mit, dass mich ständig Leute anriefen und fragten, wie es mir ginge und was denn nun als Nächstes passiere. In mir ließen diese Anrufe das Erlebnis immer wieder hochkommen. Ich hatte keine Zeit, das alles zu verarbeiten. Julia schlug deshalb vor, dass wir auf die Mailbox meines Handys eine Ansage sprachen, die beinhalte, dass es mir gut gehe, ich nur etwas Zeit für mich bräuchte und mich bald wieder melden würde. Dann würde sich niemand Sorgen machen. So machten wir es.

Ich war immer noch HU-gelistet, durfte die Klinik nicht verlassen, was ich körperlich auch gar nicht konnte, und nun, nach diesem Fehlschlag, war mir plötzlich alles egal. Ich war wie in Trance. Man musste mir sagen, wann und was ich essen, ob ich aufstehen oder duschen sollte.

Eines Tages setzte mich Julia einfach in ihr Auto und fuhr mit mir zu einem Laden, in dem man sich Geschirr aussuchen und selbst bemalen kann. Es war eine Beschäftigung, bei der etwas Schönes entstand, bei der ich meine Gedanken in eine andere Richtung lenken konnte. In der Klinik konnte ich kaum noch atmen. Julia war da, beschönigte die Situation nicht, dramatisierte sie aber auch nicht. Sie suchte nach einem Weg für mich – nach dem Motto: Da müssen wir jetzt gemeinsam durch! Sie besorgte einen unserer absoluten Lieblingsfilme, *Frau Rettich, die Czerni und ich*. Diesen Film hatten wir schon so oft zusammen gesehen, dass wir ihn mitsprechen konnten. Er heiterte mich auf – und darum ging es.

In dieser Zeit war ich auch zum dreißigsten Geburtstag von Barbara eingeladen, die mit uns gemeinsam eine Kampagne für Junge Helden gemacht hatte. Ich sagte ihr, dass ich nur mit Freunden kommen könne, mein gewohntes Umfeld bräuchte, wenn ich zu einer Party ginge. Barbara fand das völlig in Ordnung.

Mit sieben Leuten gingen wir zu ihrer Party. Ich fühlte mich nicht besonders, hustete wie immer fast unentwegt. Als ich mich umschaute, sah ich hinter dem DJ-Pult einen großen, blonden Mann mit einem sehr einnehmenden Lachen, einen Mann, der sehr viel Spaß im Leben zu haben schien und der eine wahnsinnig positive Energie ausstrahlte, und ich wusste: Wir werden Freunde.

Als ich auf dieser Party am Buffet stand und wieder stark hustete, schlug mir ein Freund von Barbara mit seiner Riesenhand auf den Rücken, weil er dachte, dass ich mich verschluckt hätte. Paul, der mich aus Erzählungen kannte, kam herbeigeeilt und sagte ihm, er solle das lassen, ich würde so husten, weil ich auf eine Lunge wartete. Der Freund sagte: »Ja klar.« Einige Sekunden später fragte er »*Worauf* wartest du?«

Paul

Als ich eine Zeit lang Presse- und Öffentlichkeitsarbeit für Hertha BSC gemacht habe, nahm ich die fußballbegeisterte Claudia öfter mit ins Stadion. Meistens habe ich sie allerdings durch das Stadion getragen, weil es ihr nicht gut ging. Treppensteigen konnte sie gar nicht mehr, deshalb trug ich sie durch Geheimwege der Katakomben des Olympiastadions, ihre Freunde im Schlepptau. Ich glaube, seitdem hat sie mich als Fußballgott *in ihrem Handy abgespeichert.*

Seit unserer ersten Begegnung auf einer Party mochte ich Claudi, und ich mochte ihre Clique, deren Anführerin sie offensichtlich war. Es war amüsant zu sehen, dass dieses Mädchen immer umringt von einer Traube Menschen einmarschierte.

Bei aller Komik spürte man, dass Claudis Geschichte auch von Ernsthaftem durchzogen war. Ich bot ihr relativ bald meine Hilfe an, auch in Bezug auf Junge Helden; so konnte ich unter anderem Fredi Bobic gewinnen, sich ebenfalls dafür zu engagieren. Unabhängig davon wurde die Traube Menschen um Claudia immer größer – und damit noch interessanter. Claudia nimmt die Menschen durch ihre Art gefangen – und durch ihre Geschichte. Irgendwann waren es sogar so viele Leute, dass ich diese Menge mal kurz infrage stellte.

Ich kann mich an Phasen erinnern, in denen sie extrem viel im Krankenhaus war und wir allabendlich telefonierten. Manchmal brachte ich sie morgens um vier Uhr in die Klinik, saß dann dort mit ihr und machte irgendwelchen Quatsch, um sie aufzumuntern.

Ehrlich gesagt, war das sogar ziemlich oft – und ich musste danach um sieben Uhr zur Arbeit. Ich habe sie auch öfter aus dem Krankenhaus »geklaut«, um mit ihr und ihren Mädels in Clubs zu fahren. Claudia wollte es so gern. Meistens trug ich sie aus den Clubs bald wieder raus, weil das alles viel zu viel für sie war. Ich hatte damals das Gefühl, dass es Claudia wenig gebracht hätte, nur vernünftig zu sein. Ich glaube, sie hat viel Kraft aus den eher unvernünftigen Aktionen gezogen.

Was mich bewogen hat, all das für Claudia zu tun, war das Gefühl, dass es wichtig für sie ist. Ich bin kein altruistischer Mensch, aber wohl jemand, der gern hilft und da ist. Und außerdem hatte Claudi auch mich gefangen genommen. Ich habe Claudia deshalb aber nie mit Kritik verschont. In Claudias Umfeld standen irgendwann so viele Leute parat, dass ich befürchtete, es könnte eine Leidensfolklore entstehen. Es gab eine Situation, in der stand Claudia prinzessinnenhaft in der Mitte einer Gruppe, trank aus ihrer Coladose und hielt sie dann einfach, ohne hinzuschauen, irgendeinem Umstehenden hin. Und der nahm die Dose, um sie für Claudia zu halten. Ich nahm die Dose und reichte sie Claudia zurück. Sie war verdutzt, doch sie begriff. Ich glaube, in dieser Hinsicht habe ich ihr gelegentlich ganz gutgetan. Ich habe sie nie anders als meine anderen Freunde behandelt. Und zu einer guten Freundschaft gehört, dass man sich korrigiert.

Wenn sich jemand wie Claudia so durch eine Sache kämpft und dabei seelisch so gesund und klar bleibt, dann muss er eine besondere innere Kraft haben. Und Claudi hat auch ein ziemliches Ego. Sie kann sehr bissig sein, auch aus Eitelkeit. All das ist Antrieb, um etwas im Leben zu erreichen. Sie ist eine kleine Prinzessin, die ihren Thron behaupten will. Diese Ausgangsposition setzt viele Energien frei und schafft Erfolgserlebnisse. Und diese setzen wieder neue Energien frei.

Das Zusammensein mit Claudia hat auch in mir Energien freigesetzt. Erlebt zu haben, wie sie jahrelang gekämpft hat, hat mich enorm beeindruckt. Bei eigenen kleinen Problemen denke ich seither: Die sollten doch zu lösen sein!

Eines Tages wurde plötzlich mein Antrag auf HU-Listung nicht mehr genehmigt. Meine Werte hatten sich aufgrund der Einnahme des Lungenblutdruck senkenden *Bosentan*® in hoher Dosierung verbessert, mein Herz hatte sich durch die permanente Sauerstoffzufuhr und das viele Liegen erholt. Man sagte mir, dass ich nach Hause gehen könne, ja, ich dürfe die Klinik verlassen.

Als ich fest in die Charité gezogen war, war ich davon ausgegangen, dass ich sie als transplantiert durch die OP-Tür des Deutschen Herzzentrums verlassen würde. Die Ärzte begriffen, dass sie mich nun, nach fast zehn Monaten Klinikaufenthalt, nicht einfach so nach Hause schicken konnten. Frau Dr. Franke war es, die auf die Idee kam, eine »Aussiedelungszeit« festzulegen: Ich schlief abwechselnd zwei Tage zu Hause und zwei Tage in der Klinik. Danach entschloss ich mich, nach Hause nach Mainz zu fahren; auch dort wurde meine Sauerstoffversorgung gesichert. Jürgen brachte mich zum Zug, und ich war gespannt: In Mainz zwar ich über ein Jahr lang nicht mehr gewesen.

Wir haben von unserem dortigen Haus aus einen unglaublichen Blick über den Rhein, den ich sehr liebe. Meine Mutter hatte Monate zuvor den Sonnenaufgang von unserer Terrasse aus fotografiert, das Foto als riesiges Bild aufziehen und nach Berlin schicken lassen. Nun würde ich selbst wieder am Fenster stehen können, zu Hause, und die Sonne aufgehen sehen.

Abends stand ich stundenlang am Fenster und sah den Vollmond.

Nach meiner Entlassung aus der Klinik bezogen meine Schwester Angi und später auch Evy und ich eine wunderschöne Wohnung am Kollwitzplatz, Prenzlauer Berg, Erdgeschoss im Hinterhaus, mit Fenstern bis zum Boden und einem kleinen Garten. Ich verharrte in einem Zustand, in dem ich seltener ohnmächtig wurde als vorher, weil mein Herz sich stabilisiert hatte, einem Zustand jedoch, in dem ich weiter permanent am Sauerstoffgerät hing und das Präparat *Dicodid®* in den Bauch spritzen musste, gegen den Husten, an den ich mich jedoch schon gewöhnt hatte.

Dicodid® ist ein Mittel, das den Hustenreflex im Gehirn ausschaltet oder wenigstens mindert. Ohne *Dicodid®* ging es nicht mehr, denn ich hustete mir fast die Lunge aus dem Leib oder das, was davon noch übrig war. Doch mit *Dicodid®* ging es eigentlich auch nicht, denn ich hatte Angst, davon abhängig zu werden. Dieses Mittel beruhigte mich auch; manche sagen, es hat den gleichen Effekt wie Kiffen, doch das kann ich nicht einschätzen, denn ich habe noch nie gekifft. Mal ging es mir gut und ich kam ohne *Dicodid®* aus, mal bekam ich plötzlich Nasenbluten und begann wie verrückt zu husten, also musste ich spätestens dann spritzen. Ich hatte kein richtiges Gefühl mehr für mich. Ich fragte mich ständig, welches wird die nächste Katastrophe sein, die gleich zur Tür hereingeflogen kommt. Ich war darauf trainiert, dass sowieso bald wieder etwas passieren würde. Aber keiner war da, der mir sagen konnte, was genau passieren würde. In dieser Situation, in der ich gegen meine Unsicherheit ankämpfte, wusste auch kein anderer mehr eine Antwort. Ich fragte mich: Was mache ich hier eigentlich?, Wohin wird das Ganze führen?

Ich flog mit Julia und Annika nach Mallorca, in das Haus

meines Onkels, wofür ich mir meine Flugtauglichkeit bestätigen und die Mitnahme meiner Sauerstoffflasche an Bord genehmigen lassen musste – ohne Sauerstoff hätte ich den Belastungen eines Fluges nicht standhalten können. Auch in das Haus meines Onkels wurde Sauerstoff bestellt. Es wurde ein sehr lustiger Urlaub – alles ging gut. Ich beschloss, ab jetzt häufiger zu fliegen, denn ich war nach dieser Urlaubserfahrung auf *Es wird gut gehen!* getrimmt, und ich wollte meiner Angst keinen Platz mehr einräumen. Danach flog ich mit meiner Mutter nach Mallorca – und alles ging schief. Wir saßen im Flugzeug, und ich dachte, meine Hand sei zwischen den Sitzen eingeklemmt, ich müsse sie herausziehen. Aber meine Hand klemmte nirgendwo, sie war blau und fast taub. Im nächsten Moment bekam ich schlecht Luft. Ich brachte den Flug notgedrungen mit einer Sauerstoffmaske auf dem Gesicht zu Ende. Ich wurde auf Mallorca mit einem Rettungswagen vom Flugzeug abgeholt und in die Flughafenklinik gebracht. Von dort aus setzten sich die Ärzte mit Professor Witt in der Charité in Verbindung. Für die Rückreise nach Deutschland durfte ich kein Flugzeug besteigen, das war klar. Meine Mutter und ich verschoben das Rückreiseproblem und hatten dadurch fünf schöne Tage auf Mallorca. Doch ich wurde zunehmend unruhig, was ich mir eigentlich nicht mit dem Rückreiseproblem erklären konnte. Schließlich arbeiteten wir einen Masterplan für die Reise aus, weil dieser über meine Krankenversicherung mit medizinischer Begleitung nicht möglich war. Wir machten ein Sauerstoffunternehmen ausfindig, das uns ein Gerät lieh; somit hatte ich zwei davon, die für genau zwölf Stunden Rückreise per Fähre und Zug reichen mussten. Wir fuhren mit der High-Speed-Fähre von Mallorca nach Barcelona, wo meine Mutter und ich einen unheimlich schönen Nachmittag verbrachten, und stiegen danach in den Nachtzug nach Zürich ein. In Zürich stand mein Bruder mit einem Auto, in dessen Kofferraum Sauerstoffflaschen waren. Wir fuhren zusammen nach Berlin zurück. Das war alles bizarr, aber trotz allem auch unglaublich lustig. Meine Mutter ist jemand, der es gut versteht, für den Moment zu leben.

So ging es weiter: Husten – Panik – Sauerstoff – *Dicodid*®. Weihnachten zu Hause – mit allen in Todtnauberg – Silvester in der Klinik.

Auch 2005 ging es so weiter. Manchmal lag ich in der Klinik und war plötzlich nicht mehr sicher, ob ich wieder raus wollte. Denn was war da draußen? Drogen und Sauerstoff? Laufen und Umfallen? Essen und Kotzen?

Erstaunlich und abstrus war, dass es, je stärker es mit mir bergab ging, desto mehr mit Junge Helden bergauf ging. Wir drehten Berichte für unseren Verein. Matthias Schweighöfer stieß auch noch zu uns. Wir bekamen ein kleines Büro als Anlaufstelle und machten Fotoshootings. Wir produzierten ein Hörbuch für Junge Helden, das in den Verkauf ging. Sprecher waren Thomas Heinze, Jürgen Vogel, Matthias Schweighöfer, Nora Tschirner und Loretta Stern. Jürgens Film *Keine Lieder über Liebe* hatte Premiere, und ich sah, dass auch der Tag, an dem er meinetwegen den Dreh verlassen hatte, darin vorkommt. Ich sah in einer Szene meinen Glücksbringerring an seinem Armband und dass Jürgen ein Junge-Helden-Shirt trug.

Ich versuchte, weiterhin Physiotherapie zu machen und hoffte, dass meine Kraft zurückkommen würde. Dabei war es so, dass ich nicht einmal mehr spazieren gehen konnte. Ich konnte auch keine zehn Treppenstufen mehr steigen. Alle Wege wurden länger, weiter, alle Treppen höher. Und ich war ständig sehr müde, verlor stark an Gewicht.

Ich landete irgendwann wieder in der Charité, hatte das Gefühl, dass etwas nicht stimmte, wusste aber nicht, was. In der Klinik begann man wieder darüber nachzudenken, mich HU zu listen.

Für Junge Helden machte ich bei einer Talksendung bei Radio Fritz mit; nach zweieinhalb Stunden war ich sehr erschöpft. Gleichzeitig traten trotz dieser ständigen Müdigkeit Panikattacken auf. Ich wurde plötzlich unruhig, bekam keine Luft mehr. Ich dachte immer, es käme von den vielen Medikamenten, die ja zum Teil Drogen waren. Doch dann wurden bei mir Herzrhythmusstörungen festgestellt. Es wurde ein Teufelskreis; ich wurde immer unruhiger, weil ich keine Kontrolle mehr über mich hatte. Dieses Gefühl war mir bisher unbekannt gewesen. Ich wollte, jemand macht, dass es aufhört. Immer wieder war ich deshalb in der Klinik. Immer wieder mal raus, um zum Beispiel in Freiburg eine große Junge-Helden-Party zu veranstalten, die erste unserer großen Partys dieser Art. Prominente machten Einlass, Garderobe, arbeiteten an der Bar oder waren Türsteher. Das kam gut an, war ein Riesenerfolg – und war so wichtig für unsere Sache.

Ich stand dort, und in mir kam das grauenhafte Gefühl von Panik wieder hoch. Ich wusste, gleich würde etwas passieren – und so war es dann auch. Das Übel nahm seinen Lauf; ich hing zunehmend in der Klinik fest. Ich war nicht mehr in der Lage, allein zu sein. Ich hatte immer Angst, es könnte etwas passieren. Ein Freund einer Freundin lernte in meiner Wohnung fürs Examen, damit jemand bei mir war. Ich kippte immer wieder um.

Eines Tages in der Rettungsstelle sagte ich etwas zu Annika, das ich vorher noch nie gesagt hatte: »Ich kann das nicht mehr aushalten.«

In dieser Nacht hatte Dr. Till Kinkel zufällig Dienst auf der Rettungsstelle, schob den Vorhang beiseite und sagte: »Ich habe draußen an der Tür den Namen Claudia Kotter gelesen und dachte mir, da schaue ich doch mal vorbei.« Ich freute mich so sehr, ihn wiederzusehen. Meine Familie und ich sprachen lange mit ihm über die Hochlistung, über all das, was schon einmal Thema für mich gewesen war. Ich war immer noch müde und merkte, dass das ein Zustand war, den ich nicht mehr akzeptieren konnte.

Es wurden unzählige Untersuchungen vorgenommen. Till stand mir dabei sehr zur Seite. Man verordnete mir nach langem Zögern trotz kaputter Lunge einen Betablocker gegen die Herzrhythmusstörungen. Ich kam auf die Intensivstation, dann in die Kardiologie.

Frau Dr. Liebers empfahl mir dann eine ambulante Reha an der Nordsee. Ich sollte mal abschalten, auch von Junge Helden. Meine Mutter und ich fuhren nach St. Peter-Ording. Sie organisierte vom Strandkorb aus ihren Job.

In meinem Tagebuch aus dieser Zeit steht:

Die Tage an der Nordsee sind total schön. Bin mit Mama am Strand. Das Wetter ist schön, es macht Spaß. Die Therapien sind gut. Weniger Dicodid® zu spritzen, klappt auch …

Zwei Tage später schrieb ich:

Abends ins Krankenhaus gekommen, die Nacht über dort geblieben. Am nächsten Tag sofort auf den Weg in die Charité gemacht. Angi, Loretta, Tati kommen. Mir geht es nicht gut. Bin total müde. Julia ist extra aus Mainz gekommen. Langzeit-EKG …

Annika kam in solchen Momenten immer aus München, wo sie versuchte, ihr Studium zu beenden, zu mir. Ich telefonierte viel mit Till, ich weinte viel. Schmerzen kamen hinzu, mir tat alles weh. Manchmal schrieb ich in mein Tagebuch: *Heute noch kränker.*

Zu meiner Mutter sagte ich, dass ich vieles aushielte, diesen Zustand aber nicht länger ertragen könne. Meine Mutter hetzte nur noch zwischen ihren Büros – zwischen Freiburg und Wiesbaden – und der Charité hin und her. Sie kam immer mit dem ersten oder letzten Flieger zu mir.

Junge Helden veranstaltete eine Livelesung des Hörbuches. Da wollte ich unbedingt dabei sein, und war es auch. Als ich eine Karte für ein Konzert von Robbie Williams geschenkt bekam, durfte ich wiederum nicht mitgehen.

Eines Abends, ich war wieder einmal im Krankenhaus, kam ein Arzt herein und sagte: »Ich bin diensthabender Arzt und verpflichtet, Ihnen etwas mitzuteilen. Bei Ihnen besteht der Verdacht auf eine Mykobakteriose.«

Am nächsten Tag kamen die Testergebnisse der Bronchoskopie, die den Verdacht bestätigten. Es war eine niederschmetternde Nachricht, und eine furchtbare Zeit begann. Bekommen konnte ich die Mykobakteriose vermutlich, weil ich mit meiner defekten Lunge sehr anfällig für Infektionen war und alle möglichen Bakterien und Viren durch die Luft schwirren. Die Mykobakteriose hatte sich in einem meiner Lungenflügel eingenistet. Allerdings handelte es sich um ein atypisches Mikrobakterium, also keine typische Tuberkulose.

Es begann eine Therapie, die mich beinahe an den Rand des Wahnsinns trieb. Man versuchte es zunächst mit einer medikamentösen Dreierkombination, um die Mykobakteriose zu bekämpfen, musste aber dann auf eine Viererkombination von verschiedenen Präparaten umsteigen. Es war klar, dass es ein langer Prozess werden, dass ich weiterhin an Gewicht und Kraft verlieren würde und dass diese Medikamente meine Organe, vor allem Leber und Nieren, aber auch mein Gehirn angreifen konnten. Ich schluckte dieses Zeug wie verrückt, um die Mykobakteriose los zu werden. Ich musste jede Nebenwirkung hinnehmen. Diese Krankheit hat im Gegensatz zur offenen Tuberkulose nur einen Vorteil: Sie ist weniger aggressiv. Der größte Nachteil: Sie zwang die Mediziner, meinen Status auf der Transplantationsliste auf »NT« zu setzen (Der Vermerk »NT« steht für *vorübergehend nicht transplantierbar.*). Wenn also in dieser Zeit ein passendes Organ für mich gekommen wäre, hätte man mich nicht operieren können.

Monate später überlegten die Ärzte aus Verzweiflung, den Lungenlappen, in dem die Mykobakteriose saß, herauszuschneiden, konnten sich aber schließlich doch nicht dazu durchringen, an meiner kaputten Lunge herumzuoperieren.

Cordula Giesler

Seit 2001 arbeite ich im Sekretariat und in der ambulanten Patientenbetreuung bei Professor Witt. Ich kenne Claudia, seit sie in der Charité behandelt wird. Unsere erste Begegnung werde ich nie vergessen; in Begleitung ihrer Mutter kam sie mit einem Hütchen auf dem Kopf herein.

Es gibt sehr unterschiedliche Patienten. Einige können gut mit ihrer Krankheit leben, andere vergessen über die Krankheit, dass es um sie herum noch anderes gibt. Claudia war von Beginn an anders; sie stand mit ihrer Sklerodermie voll im Leben, ins Krankenhaus wollte sie auf keinen Fall, sie wollte immer gleich wieder gehen. Sie war sich ihrer Krankheit bewusst, wollte aber ihr Leben meistern, und das blieb so und hat auch funktioniert. So etwas ist bei einer Krankheit, die zunehmend schwerer wird, selten. Claudia war wohl noch nicht bewusst, was alles noch auf sie zukommen sollte.

Sklerodermie ist eines der Spezialgebiete von Professor Witt. Es war ziemlich bald klar, welchen Weg die Krankheit nehmen würde, zumal Claudias Lunge schon enorm angegriffen war. Es blieb dann nur noch die Transplantation.

Ich habe erlebt, welch tollen Weg Claudias Familie und Freunde gefunden haben, mit der Krankheit und dem Warten auf ein neues Organ umzugehen. Sehr beeindruckt hat mich Claudias Mutter, die das alles trotz beruflicher Belastung gemeistert hat. Gemeinsam mit den anderen fand die Mutter einen Weg, dass Claudia, so gut es ging, am Leben teilhaben konnte. Ich erlebe auf der Station oft andere Fälle, solche, in denen Patienten und Angehörige in Trauer und Resignation verfallen. Ich bin sicher, dass Claudia die schweren Zeiten nicht so gut gemeistert und auch körperlich nicht durchgestanden hätte, wenn »ihre Menschen« nicht so sehr für sie da gewesen wären.

Ich hatte nie das Gefühl, da kommt Pflichtbesuch ins Zimmer von Claudia. Im Zimmer hingen Bilder an der Wand, auf den roten Decken lagen Menschen. Dieses Zimmer strahlte nicht die Atmosphäre von Krankheit aus, sondern von Leben. Das erlebt man hier eher selten. Claudia kannte bald jeder, selbst der Pförtner.

Jahrelang nahmen die Freunde Claudia mit – ins Leben. Mit Rollstuhl und Sauerstoffgerät ging es los nach draußen. Jeder der Freunde wusste, was zu tun war, wenn etwas passierte.

Auf unserer Station sieht man Patienten mit Drainagen, Sauerstoffgeräten oder solche, die von den Folgen der Chemotherapie sehr gezeichnet sind. Man muss stark sein, solche Begegnungen zu verkraften. Claudias Freunde waren das. Anderseits haben sie erlebt und dabei mitgeholfen, dass schwere Krankheit nicht automatisch Bettlägerigkeit bedeuten muss, dass man trotzdem Freude haben kann.

Ich hatte das nun alles erlebt und werde nie den Tag vergessen, an dem Claudia das erste Mal zur Transplantation abgerufen wurde. Ich fuhr zu ihr auf die Station und verabschiedete mich. Ich bin seit 25 Jahren Krankenschwester und sollte eigentlich Dinge, die Patienten betreffen, nicht zu dicht an mich heranlassen. Man kann und darf nicht mit jedem leiden. Doch an diesem Tag im Februar dachte ich ständig an Claudia. Ich hoffte, dass alles klappen würde, denn es war ein Zeitpunkt, zu dem sie eine so schwere Operation wie eine Lungentransplantation noch gut bewältigen konnte. Ich war sehr traurig, als die Operation nicht stattfand. Als dann Monate später auch noch die Mykobakteriose festgestellt wurde, wurde es wirklich schwer. Vor allem war nun völlig unklar, ob man Claudia nun jemals noch transplantieren könnte.

Claudia kämpfte weiter. Sie arbeitete mit uns wie in einem Team. Sie weiß von der ersten bis zur letzten Tablette, was sie einnimmt, in welcher Dosierung und seit wann. So etwas ist eher selten. Sie versteht das Ganze, und sie stellt es auch infrage. Außerdem hat sie sich ihre Krankheit nie zum Feind gemacht. Das ist erstaunlich, denn oft kommt es vor, dass Patienten sich fragen: »Weshalb passiert ausgerechnet mir das? Warum gerade ich?« Oder: »Wie schön könnte mein Leben sein, wenn mir das alles nicht passiert wäre!?«

Claudia sagte mal: »Ich habe vor der Erkrankung keine Angst. Die Krankheit macht, was sie machen muss, weil sie nun mal diese Krankheit ist. Und mein Körper muss versuchen, dies anzunehmen und zu steuern, einen Weg zu finden, die Krankheit zu integrieren und gut mit ihr klarzukommen. Ich muss mit dieser Krankheit zusammen etwas machen.«

In der Zeit, in der ich Mykobakteriose hatte, kam es sogar vor, dass ich mit Professor Witt, dem ich stets vertraute, stritt und Frau Giesler anschrie. Frau Giesler beruhigte mich dann und meinte: »Claudia, du motzt jetzt nicht weiter und gehst zurück auf deine Station! Wir schaffen das schon.« Doch eigentlich wusste keiner, wie wir das schaffen sollten. Professor Witt kam in dieser Zeit tagelang nicht in mein Zimmer. Das war auch gut so, denn vermutlich hätte ich ihn mit allem beworfen, was mir in die Hände gekommen wäre. Ich glaube, auch er war hilflos und böse, weil es plötzlich keinen Weg mehr zu geben schien. Statt seiner machte ich aus Verzweiflung und Wut jeden anderen Arzt fertig, der sich bei mir blicken ließ. Eines Tages rief ich Frau Giesler an und sagte: »Es wäre schön, wenn mein behandelnder Arzt, Professor Witt, sich auch mal wieder bei mir blicken ließe!« Ich bewundere die Bereitschaft, mir diese Wutausbrüche zu verzeihen.

Meine Angstzustände blieben. Plötzlich machte mir sogar der Sternenhimmel Angst; er bedeutete Dunkelheit, und ich wollte Tag und Licht und Leben. Doch ich hatte nun auch endlich eine Erklärung für meine Angst, für diese Panikattacken; ich wusste, dass der Grund nichts mit mir zu tun hatte, sondern mit meinen Herzrhythmusstörungen und der Mykobakteriose. Die Angst war nicht mein unberechenbarer Feind, sondern durch meine Krankheit gekommen. Und diese hatte ich mir nie zum Feind machen wollen.

Auf meinem Nachttisch lag immer ein Buch mit Gedichten von Rilke. Mein liebstes ist bis heute »Der Panther«.

DER PANTHER
Im Jardin des Plantes, Paris

Sein Blick ist vom Vorübergehen der Stäbe
So müd geworden, dass er nichts mehr hält.
Ihm ist, als ob es tausend Stäbe gäbe
und hinter tausend Stäben keine Welt.

Der weiche Gang geschmeidig starker Schritte,
der sich im allerkleinsten Kreise dreht,
ist wie ein Tanz von Kraft um eine Mitte,
in der betäubt ein großer Wille steht.

Nur manchmal schiebt der Vorhang der Pupille
sich lautlos auf -. Dann geht ein Bild hinein,
geht durch der Glieder angespannte Stille –
und hört im Herzen auf zu sein.

Mein Leben schien sich in Parallelwelten abzuspielen. Ich lag in der Klinik. Wir organisierten gemeinsam mit Pascal die »Ein *50 Grad* voller Helden »-Party in Mainz. In den nächsten Tagen diskutierten Ärzte mit mir Behandlungsmethoden. Am Abend nach Hause, das nächste Event vorbereiten, potenziellen Sponsoren gegenübertreten, der Presse, sich dabei nichts anmerken lassen, immer voller Energie und Kraft sein. Ich machte das gern; niemand hat es von mir erwartet. Oft verschwand ich dann von den Partys, weil sie einfach zu gefährlich für mich waren. Es war grotesk: Ich bereitete mit anderen Partys vor, erlebte, wie Menschen in meinem Alter feierten, und musste mir dann sagen, dass ich nicht bleiben darf, weil das in meinem Zustand nicht tragbar wäre.

Ich war in solchen Momenten traurig und fragte mich auch, ob ich hätte bleiben sollen, ob ich es vielleicht bis zum Ende der Party geschafft hätte. Ging ich, weil es mir wirklich zu schlecht ging oder weil es mir jemand sagte? Ich hatte zu diesem Zeitpunkt schon lange das Gefühl für einen »normalen« Körper- und Krankheitszustand verloren. Ich hustete, spritzte *Dicodid*® und nahm die ganzen anderen Medikamente. Ich machte Reha, Atemgymnastik, bekam Lymphdrainagen. Ich nahm Klavierstunden. Es gab Wochenenden, an denen ich nach Hause nach Mainz fuhr und alles gut ging und welche, bei denen es schiefging. Wann immer es ging, besuchte ich das Fußballstadion.

Pascal kam in der Zeit viel zu mir und spielte eine sehr große Rolle für mich. Meine Mutter flog mit Angela eine Woche in den Urlaub. Wir fanden es wichtig, dass meine Mutter und meine Schwester einmal im Jahr auch etwas für sich machten, Zeit für sich allein hatten. Ich verbrachte eine Woche mit meinem Vater und meinem Bruder in Berlin.

Wir bezogen wieder eine neue Wohnung im Prenzlauer Berg. Mir ging es sehr schlecht, ich hatte hohes Fieber. Dieses Fieber kam immer öfter. Pascal nahm sich einfach eine Woche Urlaub und blieb bei mir. Ich ging mit ihm auf einen Friedhof in Berlin, den ich sehr mag. Diesen Ort zeigte ich später auch meiner Mutter. In solchen Momenten waren die Gedanken darüber, dass ich es nicht schaffen könnte, natürlich sehr präsent. Trotzdem durften und wollten wir diese Möglichkeit nicht akzeptieren; das war natürlich in erster Linie für mich, aber auch für alle anderen lebenswichtig.

Irgendwann war die Mykobakteriose einfach nicht mehr da.

Mein »NT«-Status wurde sofort aufgehoben. Sobald ich

in der Klinik war, wurde organisiert, wer kam und wer blieb. Wenn ich die Charité nicht verlassen durfte, gingen wir manchmal ins neue Restaurant von Sarah Wiener, das sehr nah an der Klink liegt. Wenn bedeutende Fußballspiele liefen, zum Beispiel während der Weltmeisterschaft, organisierte Angela, dass wir diese nicht auf großen öffentlichen Plätzen sahen, sondern in kleinen Cafés, Bars oder Restaurants.

Mit meinem Freund Markus Schulze telefonierte ich in dieser Zeit stundenlang und teilte viele Ängste und Zweifel mit ihm. Damals beschäftigte mich vor allem, dass ich von dem *Dicodid*® abhängig sein könnte.

Wenn ich unterwegs war und dieses Medikament spritzen musste und wollte, aber kein Alkoholpad dabeihatte, kam es vor, dass einer meiner Freunde in einer Bar fragte: »Können Sie bitte etwas Alkohol auf eine Serviette schütten?« Einer stellte sich vor mich, einer deckte mich von der Seite ab, und ich spritzte das Zeug schnell in den Bauch. Ich konnte nicht darüber nachdenken, was die Leute dachten, es war mir irgendwann auch völlig egal. Es ging nicht ohne dieses Medikament, das den Hustenreiz linderte und Schmerzen stillte, es ging für mich aber auch nicht mit, denn ich begriff *Dicodid*® als schwere Droge und wollte keinesfalls davon abhängig sein. Markus half mir so unglaublich gut durch diese furchtbare Situation. Eines Tages sagte er mal wieder in einem langen Gespräch: »Claudi, du bist kein Junkie. Du bist krank! Du brauchst das Zeug!«

Jürgen gab, zusammen mit Tomte, in der Nähe von Mainz ein Konzert. Gemeinsam mit Angela, Chris, David, Katharina und Pascal war ich dort. Immer mit Sauerstoff und Medikamenten. Ich konnte zu solchen Anlässen immer abschalten und genießen. Diese Abende waren für uns sehr wichtig und für mich extrem entspannend, denn es drehte sich einmal nicht alles um mich. Ich saß nach dem Konzert auf einem Barhocker und beobachtete, wie Jürgen Autogramme gab.

Das war das Schönste an Unternehmungen mit Freunden, die in der Öffentlichkeit stehen: Sie stellten mich in den Schatten. Ich konnte für ein paar Momente unsichtbar sein.

Am nächsten Morgen wurde ich mit 39,9 Grad Fieber nach Wiesbaden in die Klinik gebracht. Als ich transportfähig war, verlegte man mich wieder nach Berlin.

Ich übergab mich ständig. Es wurde immer schwieriger.

So oft es ging, fuhr ich nach Hause zu meiner Familie. Nachts stand ich dort immer wieder am Fenster und beobachtete den Mond.

Junge Helden wurde immer erfolgreicher. Ich hielt einen Vortrag bei der Deutschen Stiftung Organtransplantation auf einem Kongress. Ich war sehr ehrlich, äußerte alle Gedanken, die ich mir zu diesem Thema gemacht hatte, auch kritische. Ich hatte nichts zu verlieren, ich konnte sagen, was ich wollte. Prof. Kirste hatte mich eingeladen, diesen Vortrag zu halten. Ich schätzte ihn sehr. Bis heute haben wir Kontakt und arbeiten regelmäßig zusammen.

Mit meiner Mutter war ich auf Annikas Magister-Abschlussfeier. Noras Geburtstag feierten wir in einer Karaokebar. Und ich war im Olympiastadion – endlich mal wieder bei einem Robbie-Williams-Konzert! Mein Freund Paul ist jemand, dem viel gelingt, also besorgte er zwei VIP-Bändchen für das Konzert für uns. Vermutlich hatte er gedacht, es wäre besser, mich im VIP-Bereich in einen Ledersessel zu setzen, klimatisiert, mit Häppchen und Superblick – direkt neben der Bühne. Dort saß ich nun, viele Prominente um mich herum. Manche nippten an ihren Sektgläsern und schauten in Richtung Bühne mit einem Blick, der sagte: »Okay, Robbie, dann entertain uns mal.«

Paul fragte mich: »Was ist los, du siehst so unglücklich aus?« Und ich sagte: »Paul …« Er darauf: »Nein, Claudi, sag es nicht. Siehst du, wie viele Leute da unten stehen? Es ist hier viel sicherer für dich.«

»Ja, aber meine Schwester ist da unten und Ina und Pascal. Und du und ich hier. Und die Leute um uns herum sind total unentspannt …«

Paul meinte kurz darauf: »Okay, pack deine Sachen, wir gehen.«

Ich nahm den Sauerstoff, und Paul nahm mich huckepack und joggte mit mir die Treppen hinauf. Schließlich stand ich bei den anderen, hatte einen Platz, an den ich mich anlehnen konnte, und meinen Sauerstoff. An diesem Abend ging alles gut, es gab überhaupt keine Komplikationen.

Meine Großfamilie und ich fuhren nach Sylt; es war wunderschön. Die Wege zum Strand musste mich immer jemand tragen, dort funktionierte es mit meinem Skateboard nicht. Daniel setzte mich also erst aufs Fahrrad und schob mich so weit es ging, den Rest nahm er mich huckepack.

In Berlin organisierten Leute eine Autorallye. Ich wollte unbedingt mitfahren. Ich rief Till an, und er sagte: »Oh Gott, wie lange dauert denn die Rallye?«

»Acht Stunden.«

»Wie lange hält der Sauerstoff?«

»Acht Stunden.«

»Na super ...« sagte er und atmete durch.

Und ich: »Ich wollte nur, dass du es weißt. Wenn etwas ist, rufe ich dich an.«

»Toll ...«

Wir, Loretta, Stephi, Eva und ich, fuhren die Rallye in einem Auto. Es machte großen Spaß. Doch die Organisatoren hatten sich verrechnet, die Rallye dauerte länger als acht Stunden. In Frankfurt/Oder hatte ich keinen Sauerstoff mehr. Wir mussten sehr dringend den Tank füllen. Wir fuhren von einer Klinik zur nächsten – und wurden abgewiesen. Loretta war außer sich und brachte gegenüber den Leuten, die uns abwiesen, Sprüche, die ich ihr bis dahin nicht zugetraut hatte. Letztendlich ermöglichte ein netter Pfleger in einer Rettungsstelle, dass wir den Tank heimlich auffüllten – es ging um einen Liter Sauerstoff.

BERLIN, NOVEMBER 2006

Als ich dann 2006 erfuhr, dass meine Werte mich auf die HU-Liste bringen würden, war klar, dass ich die Klinik wieder für eine lange Zeit nicht verlassen durfte. Ich war inzwischen 26 Jahre alt und wartete seit vier Jahren auf eine neue Lunge. Ich bat meine Mutter, mit mir noch einen Tag lang ans Meer zu fahren.

Bevor ich schließlich gelistet wurde, hatten wir auch in Berlin eine große Junge-Helden-Party veranstaltet – in einem riesigen Club, in den mehr als tausend Leute passten. Fast das ganze Junge-Helden-Team war dabei. Frau Giesler, Dr. Carstensen und mein Professor Witt kamen ebenfalls. Ich weiß noch, dass meine Mutter Professor Witt einen Caipirinha brachte und sie miteinander anstießen.

Leonie hatte eine großartige PR-Arbeit für Junge Helden geleistet. Es waren eine Menge Kamerateams angerückt. Immer wieder gab es Fragen an mich. Frau Giesler meinte später, es wäre gewesen, als sei ich durch eine Zaubertür gegangen, eben noch auf null, plötzlich auf hundert.

Wir hatten einen Extraraum, in dem ich mich spritzte und zwischendurch immer wieder am Sauerstoff hing. Dann wieder raus an den Bühnenrand, die Leute begrüßen, sich bedanken, sagen, worum es geht. Nora und ich machten das gemeinsam. Zwischendurch wieder zurück in den Extraraum; bis Mitternacht musste ich wieder fit sein, weil dann Amelie, Annikas Schwester, Geburtstag hatte; also noch mal raus, eine Ansprache zum Geburtstag halten. Während noch geklatscht wurde, hing ich schon wieder hinter der Bühne am Sauerstoffgerät.

Eine Journalistin wollte unbedingt noch ein Interview mit mir und ließ sich nicht abweisen. Angi sagte ihr irgendwann: »Tut mir leid, aber meine Schwester ist gerade in der Klinik, sie lädt dort schnell Sauerstoff auf …« Ich kam zurück und gab bis zwei Uhr morgens mit sehr viel Mühe das gewünschte Interview.

Die Journalistin schrieb dann sinngemäß über Junge Helden und den Abend, dass man offenbar eine Aufnahmeprüfung machen müsse, um in unseren Verein zu kommen, weil nur schöne Leute dabei sein dürften. Dass Leute mit kleinen, dünnen Modelärmchen am Tresen nach Sektgläsern gegriffen hätten und es kaum zu glauben gewesen wäre, dass es an diesem Abend um Organspende gegangen sei. Sie schrieb außerdem, dass das Thema offenbar keine große Tragik für uns hätte, denn von einer der Hauptorganisatorinnen hätte sie mit einem Lachen gesagt bekommen, dass Claudia Kotter mal eben kurz in der Klinik wäre, um Sauerstoff aufzufüllen und dann gleich wieder da wäre …

Eine andere Zeitung war noch gnadenloser. Unter ein Foto von Til, Nora und mir schrieben sie: *Promis retten Lungenmädchen Claudia.*

Zu einer Junge-Helden-Party in Baden-Baden wurde in einem Radiosender eine Ankündigung gebracht. Diese lautete sinngemäß so: »Heute Abend feiern die Jungen Helden. Es geht um das Thema Organspende. Vielleicht findet sich ja heute Abend die passende Lunge für Claudia …«

Ich fragte die Moderatorin, die später auch auf die Party kam, ob sie sich wirklich vorstellte, wir würden auf unseren Partys nach passenden Organen suchen, und wie so etwas Absurdes überhaupt möglich sein soll.

Joko

Ich habe Claudia nicht kennengelernt, sie hat mich kennengelernt. Sie hat mir später mal gebeichtet, dass sie meine Stimme auf MTV gehört und gedacht habe: »Den will ich bei Junge Helden haben.«

Ich finde das Thema wichtig, habe selbst schon lange einen Organspendeausweis und würde kompromisslos alle meine Organe spenden. Ich habe im Alter von sechs Jahren meine Mutter aufgrund von Krebs verloren und mich mit dem Thema Tod auseinandersetzen müssen, als ich noch gar nicht begriffen hatte, was das war.

Was mich an Junge Helden fasziniert, ist das Konzept, denn wir wollen ja niemanden zum Spenden überreden, sondern nur aufklären und dazu ermutigen, darüber nachzudenken, eine Entscheidung zu treffen, ganz gleich, wie diese ausfällt.

Als ich Claudi das erste Mal traf, war ich erschrocken, weil sie in einem ziemlich schlechten gesundheitlichen Zustand war. Es gibt viele Kranke, die es hinbekommen, dass man sich selbst irgendwann schuldig an deren Krankheit fühlt. Bei Claudia war das anders; sie war einfach cool, und man hatte das Gefühl, diese Krankheit gibt es gar nicht, obwohl sie doch präsent war und ist.

Ich durfte dann bei einer Party dabei sein, seitdem bin ich es ganz. Ich habe Claudi erlebt, wenn es ihr gut ging und auch, wenn es ihr schlecht ging. Und in jedem Moment war sie voller Energie.

An Tagen, an denen es mir schlecht geht, denke ich an Claudia und frage mich: Was ist eigentlich mein Problem? Weshalb lasse ich mich so gehen?

Wenn es Claudi gut geht, lässt sie das alle mitbekommen, dann gibt sie von ihrer Energie. Aber wenn es ihr mal richtig schlecht geht, hält sie damit nicht hinter dem Berg und holt sich das an Aufmerksamkeit, was sie vorher an Energie gegeben hat.

Diese Energie ist unglaublich. Claudia verliert nie ihr Lachen. Es kann ihr noch so mies gehen, wenn es einen Grund gibt, wird noch mal kurz gelacht. Das finde ich großartig.

Eigentlich ist Junge Helden zwischen uns sekundär geworden. In erster Linie geht es darum, dass wir Freunde sind.

Als mein Transplantationsstatus wegen einer Infektion für mindestens eine Woche »NT« gesetzt wurde, nutzen wir die Chance, der Einladung in die Sendung von Johannes B. Kerner zu folgen. Ich war wieder einmal in einem miserablen Zustand. Auf der Hinfahrt lag ich im Auto auf Anna Barbaras Schoß, mir war sogar der Weg zur Tankstellentoilette zu weit.

Ich mag die Redakteurin von Johannes B. Kerner, Dana, gern, konnte ihr ehrlich sagen, was ich vor und in der Sendung kann und was nicht – und was mir inhaltlich wichtig sei. Professor Kirste von der DSO (Deutsche Stiftung Organtransplantation) war da. Ich fühlte mich also wohl, bis dann eine Schauspielerin, die ebenfalls zu Gast in der Sendung war, anfing, mir von ihrer Haltung zum Tod und von ihren esoterischen Steinen zu erzählen. Ihrer Meinung nach sollte ich es auch mal mit Steinen versuchen; diese hätten einen heilenden Effekt ... Solche unreflektierten und vermessenen Ratschläge musste ich mir oft anhören. Ich erinnere mich an einen Lehrer in einer Schule, der nach einer tollen Veranstaltung mit Schülern auf mich zukam und meinte, mir sagen zu müssen: »Sie wissen schon, dass man nach einer Transplantation höchstens noch fünf Jahre lebt?«

Vielleicht ist das Problem, dass ich für viele zu einer öffentlichen Person geworden bin. Doch das wollte ich nie werden. Ich bin eine Privatperson! Ich promote keinen Film, keine Rolle. Ich habe nur mein Leben. Wenn ich in einer Talkrunde sitze, kann ich mich also nicht verstecken. Ich kann nicht sagen, das sei alles im Drehbuch so für meine Rolle vorgesehen. Wer Rollen spielt, kann seine Privatsphäre meist schützen. Bei mir ist das anders.

Nach all diesen Erlebnissen beschlossen Klaas und ich,

eine VIVA-Livesendung zum Thema Organspende zu machen. Klaas bereitete diese großartig vor. Dr. Schattke, mein Bruder, Johanna und ich waren in der Sendung, und mit Jürgen, der bei einem Dreh war, wurde vorher ein Interview aufgezeichnet. Um bei VIVA eine Livesendung zu diesem sperrigen Thema zu machen, brauchte man Mut. Es war die erste Sendung, in die ich mich traute, ohne auf mein Sauerstoffgerät zu verzichten. Einerseits gab es den Druck von außen, nach dem Motto: *Wenn diese Claudia noch so fröhlich durch die verschiedensten Redaktionen hüpfen kann, kann es ihr ja nicht allzu schlecht gehen.*

Andererseits fragte ich mich selbst manchmal, was ich dort machte; denn wenn man selbst in einer solchen Sache steckt, in der sehr viel falsch läuft, sollte man vielleicht still und leise auf ein Organ warten. Einerseits braucht man für wichtige Themen Prominente, um die Öffentlichkeit zu erreichen. Andererseits durfte ich keinesfalls ein prominenter Patient werden, nur weil einige meiner Freunde prominent sind.

Es wäre mir damals lieber gewesen, den Schlauch vor der VIVA-Sendung rauszuziehen, aber dreißig Minuten ohne Sauerstoff wären zu riskant gewesen. Und ich war ja schon bei kürzeren Auftritten ohne Sauerstoffgerät blau angelaufen und eiligst in die Klinik zurückgebracht worden. Ich konnte zu diesem Zeitpunkt kein so großes Risiko mehr eingehen.

Klaas

Etwa 2004 hörte ich zum ersten Mal etwas über Junge Helden. Ich hatte gerade begonnen, als Moderator bei VIVA zu arbeiten, und es kamen viele Leute auf mich zu, die mich bei ihren Benefiz- oder Charity-Projekten vor ihren Karren spannen wollten. Das finde ich in Ordnung, aber ich wollte mir selbst sehr genau aussuchen, wofür ich mich engagiere. Junge Helden schien etwas zu sein, das mir gefallen konnte; ich unternahm aber noch nichts. Dann sah ich Claudia in der Sendung von Johannes B. Kerner und war beeindruckt von ihrer Offenheit, ihrer Emotionalität und ihrer lustigen und doch packenden Art zu erzählen. Ich blieb normalerweise nicht vor dem Fernsehapparat bei Kerner hängen, Claudia sah und hörte ich mir jedoch bis zum Ende an. Ich rief sie kurz darauf an, sie nahm mein Angebot, mich bei Junge Helden zu engagieren, höflich entgegen.

Auf einer Junge-Helden-Party sah ich mir den Verein genauer an und spürte, dass das Ganze durch Sympathie, Freundschaft und Leidenschaft getragen wird, und dass man die Prominenten nicht dazuholt, weil sie prominent sind, sondern nur, wenn sie in diese Gemeinschaft mit ihren Zielen passen. Das gefiel mir. Ein sehr ernstes Thema wird hier aus der Perspektive des Lebens gezeigt; man gibt also nicht nur Statements ab, sondern man lebt auch entsprechend. (Nach einer Junge-Helden-Party kann es durchaus vorkommen, dass einige aus dem Verein total hacke auf dem Weg ins Hotel noch andere über Organspenden informieren.) Egal, ob wir mit vier oder zwanzig Leuten unterwegs sind, egal, wo und wie lange wir unterwegs sind, wir verstehen uns so gut, dass wir eine

Gruppe von Freunden sind. Es ist beeindruckend, wie Claudia auf Events wie ein laufendes Megafon unterwegs ist, Anweisungen gibt, den Überblick behält, Leute abfrühstückt, die reinkommen wollen, ohne zu bezahlen, weil sie prominent sind, und dabei trotzdem freundlich bleibt. Das hat mich immer wieder überrascht, denn sie war oft körperlich nicht fit, und ich kenne genügend Leute, die gesund sind und so etwas niemals im Leben hinbekommen würden.

Claudias hervorragendste Eigenschaft ist ihre Fähigkeit zur Kommunikation. Ich kenne niemanden, der besser, genauer auf den Punkt kommuniziert und organisiert als Claudia. Sie könnte sogar vom Bett aus mit Handy und E-Mail einen Tower im Flughafen koordinieren, wenn ihr jemand kurz erklären würde, wie das geht. Sie hätte sehr gut Fluglotsin werden können oder Broker.

Es ist manchmal nicht einfach für Claudia, so sehr im Mittelpunkt zu stehen. Im Mittelpunkt steht man, weil andere einen dorthin stellen. Wir kennen das beide und finden das auch nicht schlimm, aber wer im Mittelpunkt steht, kommt in Situationen, die er sich nicht aussuchen kann. Zurecht kommt man damit nur, wenn man sich stark für andere Menschen interessiert.

Ich habe sie auch besucht, als einigen wohl schon klar war, dass bald eine Katastrophe passieren würde, wenn für Claudia nicht bald etwas geschah. Sie saß im Rollstuhl, kam nicht mehr ohne Sauerstoffgerät aus, spritzte sich ein starkes Mittel gegen Schmerzen. Ich wollte sie sehen, außerhalb der Vereinsarbeit. Ich mag sie einfach; so ist es eben mit einem Menschen, den man in sein Leben lässt: Er ist im Geiste dann wie ein Bruder oder eine Schwester. Man geht zu diesem Menschen, weil man Lust hat, ihn zu sehen. Nicht aus Mitleid, sondern aus Freundschaft.

Ich glaube daran, dass man so ist, wie man ist, weil man an einem bestimmten Punkt in seinem Leben bestimmte Leute kennengelernt hat. Ansichten und Ereignisse der Menschen, die einem wichtig sind, überträgt man auch auf sein eigenes Leben. Ich genieße nicht jeden Tag mehr oder lebe jede Sekunde, seit ich Claudia kennengelernt habe, nein, ich habe auch schlechte Tage. Aber es beeinflusst mich, wenn ich jemanden erlebe, der solche Lust aufs Leben hat und das nicht infrage stellt.

Auch nach der Hochlistung im November verließ ich öfter die Klinik, obwohl es absolut nicht erlaubt war. Chris oder Annika fuhren manchmal mit mir durchs nächtliche, weihnachtlich geschmückte Berlin. Ich wollte Weihnachtsstimmung aufkommen lassen, denn ich würde in diesem Jahr nicht zu Hause feiern, das war klar. Meine Mutter brachte Weihnachtsschmuck in mein Krankenhauszimmer. Angi hatte immer wieder Haferkekse gebacken, nach einem Rezept, das Renate Künast mal in einem *Brigitte*-Heftchen vorgestellt hatte. (Ich habe Renate Künast noch nie getroffen, aber in der Weihnachtszeit 2006 spielten ihre Kekse eine große Rolle in meinem Leben.) Meine Freundin Eva nahm sich jeden Montagabend frei und kam zu mir, um mir Stricken beizubringen; das wurde zu einem Ritual. Wir strickten über Monate an einem Schal, immer montags. Es war für alle befreiend, dass an diesem Abend Eva bei mir war. Wir haben erzählt und gestrickt. Dann hat sie mich ins Bett gebracht: Tagesdecke abdecken; daneben stehen, während ich die Zähne putze; den richtigen Schlafanzug, vollständig und in der richtigen Kombination heraussuchen; das Bett mit den tausend Kissen herrichten und den Stein, den Pascal mir vom Kap der Guten Hoffnung mitgebracht hatte, wiederfinden. Ohne den Stein wäre ich nicht eingeschlafen; es war jeden Abend eine große Prozedur.

Abends wurde ich meist ruhig, weil ich das Gefühl hatte, jetzt *darf* ich mir *Dicodid®* spritzen. Ich versuchte das Medikament nach wie vor zu reduzieren. Mein Bruder hatte mal zu mir gesagt: »Claudi, kein Bier vor vier! Kein *Dicodid®* vor vier, das reimt sich zwar nicht, aber halten wir uns doch bitte auch daran.« Anfangs freute ich mich, wenn es endlich vier

Uhr war, dann versuchte ich, die erste Spritze bis fünf Uhr hinauszuzögern, dann bis sechs Uhr. Wegen dieses Zeugs suchte ich sogar mal eine Drogenberatungsstelle auf, gemeinsam mit Arend, den ich genötigt hatte, mitzukommen. Die Suchtberatung war irgendwo in Moabit. Ich weiß noch, wie die Leute mich dort anstarrten. Abgemagert und nach Luft japsend, wartete ich mit Arend zwischen den zumeist ziemlich freakigen Leuten auf meine Suchtberatung. Ich wollte damals wohl hören: »Alles kein Problem. Eines Tages hörst du einfach mit dem Zeug auf, und alles ist gut.« Der Suchtberater sagte jedoch: »Mädchen, du bist *krank*, du bist nicht süchtig.«

Ich spritzte irgendwann bis zu fünf Ampullen *Dicodid®* am Tag. Ohne konnte ich nicht mehr schlafen, konnte aber auch nicht wach sein. Überdosiert ließ *Dicodid®* mich aufgrund der paradoxen Wirkung auch nicht mehr schlafen. Ohne hatte ich Schmerzen, und der Husten zerriss mich fast. Mit *Dicodid®* zerrissen mich die Zweifel.

Am Heiligabend war ich auch nicht fitter als sonst. Die Krankenpfleger, die ich beide sehr mag, Verena und Jakob, hatten Dienst. Prof. Witt war inzwischen auf die Station 149 umgezogen. Das Verhältnis zwischen Pflegepersonal, mir und meinen Freunden wurde immer vertrauter, fast freundschaftlich. Ich hatte das letzte Zimmer auf dem Gang. Meine gesamte Familie war angereist und nahm mich mit nach Hause in die Berliner Wohnung. Das war alles eigentlich nicht erlaubt, doch sie taten es für mich, auf eigene Verantwortung. Wer wollte es uns mit der Begründung, dass mir draußen etwas passieren könnte, verbieten? Ich war längst an einem Punkt, an dem mir auch in der Klinik etwas hätte passieren können.

Silvester machten wir es ebenso.

Wir aßen gemeinsam – und wir lachten viel. Gegen 23 Uhr waren wir zurück in der Klinik. Wir sahen vom Balkon der Charité aus das Feuerwerk über dem Brandenburger Tor, mit dem das Jahr 2007 begrüßt wurde. Es war alles nicht spektakulär, aber darum ging es damals nicht, es ging darum, zusammen zu sein. Als ich zurück ins Bett ging, blieb meine Mutter bei mir, die anderen gingen noch auf eine Party.

Ich hatte inzwischen begonnen, darüber Buch zu führen, wie viel und wie oft ich *Dicodid®* spritzte. Es beunruhigte mich immer mehr. Ich nahm meiner Mutter das Versprechen ab, dass sie im Falle, dass ich eines Tages doch noch transplantiert würde, darauf achten sollte, dass ich nie wieder dieses Zeug in die Hände bekäme.

Im Januar ging es mir so schlecht, dass ich zum *Dicodid®* noch das Schmerzmittel *Tramal®* bekam, und ich fing an, *Ventavis®* zu inhalieren, vier Mal am Tag, um damit den Druck in Herz und Lunge zu lindern. Das war so anstrengend, dass am Anfang immer ein Arzt bei mir sein musste. Komischerweise dachte ich auch zu diesem Zeitpunkt nie wirklich, dass ich es letztendlich nicht schaffen würde. Ich dachte auch nicht so etwas wie: Hoffentlich kommt morgen eine Lunge für mich. Ich dachte höchstens: Wenn sie kommt, kommt sie.

Ein Eintrag in meinem Tagebuch lautet:

Der Sonntag lief total schlecht. Weinte die ganze Zeit, die Lunge tut weh, nix hilft, ich bin seit über einer Stunde wach, bin gegen 3.15 Uhr eingeschlafen, habe bis 7.30 Uhr geschlafen. Mit Husten und Lungenschmerzen aufgewacht, gegen 8.40 Uhr noch mal versucht zu schlafen, bis etwa 12.00 Uhr. Der Husten und die Halsschmerzen wurden den Tag über noch schlimmer. Das Ende vom Lied waren 3,4 Ampullen Dicodid® innerhalb von 24 Stunden – das ist abartig.

Gegen 10.00 Uhr stark übergeben. Bauchschmerzen. Übelkeit. Inhaliert. Inhalieren ohne Husten geht nicht. Bananenquark gegessen. Mir ist übel …

Ich konnte kaum noch schlafen und essen. Fast alles, was ich aß, erbrach ich wieder. Irgendwann stand Olli, ein befreundeter junger Arzt, der im Herzzentrum arbeitete, an meinem Bett und sagte: »Claudia, wenn du nicht mindestens drei oder vier Kilo zunimmst, stehst du nach einer Transplantation nicht wieder auf. Du bist hochgradig untergewichtig! Wie soll das gehen? Du wirst während der OP noch mal fünf Kilo auf einen Schlag verlieren.«

Das war im Januar, und ich wog vielleicht noch dreiundvierzig Kilogramm. Ich versuchte zu essen, konnte aber kaum etwas bei mir behalten. Olli nahm sich an einem seiner freien Sonntage Zeit und kam zu meiner Familie, meinen Freunden und mir in die Charité, um uns über den Verlauf und die Risiken einer Transplantation aufzuklären. Chrissi und Jojo waren extra aus Köln gekommen. Wir alle wollten über das, was da auf mich, auf uns zukommen könnte, so viel wie möglich wissen, damit wir uns darauf vorbereiten konnten.

Olli war es, der eines Tages zu mir sagte, dass ich eigentlich fast nicht mit Krankheit umgehen könne. Damals dachte ich: »Olli spinnt!«

Aber Olli hatte recht, denn ich kannte nur meine Erkrankung und meine Art, damit umzugehen. Meine Haltung gegenüber meiner Krankheit war meist gewesen: Da rennen wir mal so durch! Ich hatte mir nie vorgestellt, wie es sein könnte, an einer Krankheit zu sterben. Olli war sehr deutlich, doch er redete mir die Transplantation nicht aus, denn auch er wusste, dass ich keine andere Wahl hatte.

Auch in diesem Januar gab ich noch kurze Interviews für Junge Helden, kleine O-Töne, eher versteckt, vom Krankenhaus aus. Ein Journalist, Erik Heier, schrieb nach einem längeren Telefongespräch mit mir einen sehr emotionalen und inhaltlich starken Artikel über die Situation des Wartens, über die Machtlosigkeit, die Ängste und über die Gesamtsituation im Bereich Organspende in Deutschland. Er hat damals begriffen, dass ich einfach nicht mehr die Kraft hatte, selbst aufzutreten, und schrieb seinen Artikel diskret anhand meines Beispiels. Dabei zitierte er mich nicht und drängte mich nicht in eine Ecke. Er schrieb, dass man von Freunden höre, dass es mir schlecht gehe. Er deutete auch an, dass eine solche Geschichte wie meine schlecht ausgehen könnte. Und er hatte recht damit. Zu diesem Zeitpunkt sah es ganz danach aus.

Im Februar entschieden die Ärzte gemeinsam mit mir, mir eine PEG-Anlage legen zu lassen (perkutane endoskopische Gastrostomie). Dabei wird durch die Bauchdecke, also minimalinvasiv, ein Loch in den Magen gestochen, durch das wiederum ein Schlauch gelegt wird, in den man dann künstliche Nahrung spritzen kann. Das Problem war, dass wenn durch diesen Schlauch zu viel Nahrung lief, mein Magen zu voll war und auf die Lunge drückte. Meist spuckte ich das Zeug ohnehin wieder aus, was in dieser Zeit eine meiner Hauptbeschäftigungen war. Doch ohne künstliche Ernährung ging es auch nicht, denn ich durfte nicht noch mehr Gewicht und damit Kraft verlieren.

Es war ein einziger Kampf: Pest gegen Cholera. Auch das Legen der PEG-Anlage war ein gefährlicher Eingriff gewesen. Die Ärzte hatten Sorge, weil ich dafür eigentlich zu schwach war und mich natürlich auch ständig mit Bakterien oder Viren hätte infizieren können, denn durch den Schlauch, der durch meine Bauchdecke in den Magen führte, hatte ich eine permanent offene Wunde, die andauernd gereinigt werden musste.

Meine Mutter versuchte trotzdem, mich so oft wie möglich mit nach Hause zu nehmen. Ich liebe es, in der Badewanne zu liegen, doch wegen der PEG-Anlage durfte ich nicht mehr baden. Nur unter größten Vorsichtsmaßnahmen konnte ich duschen. Statt in der Wanne, lag ich also zu Hause viel auf der Couch. Die Zeit bekam etwas Friedliches.

Am 12. Februar 2007 war ich seit einhundert Tagen im Krankenhaus gewesen. Mein Vater hatte mir jeden Tag, den ich dort war, einen Brief geschrieben. Ich war müde. Mich strengten sogar manche Besucher an.

Aus meinem Tagebuch:

13.2.2007

Nachts habe ich mich übergeben. Schlafen war so mittel. Morgens ist mir die Infusion etwas schlecht bekommen. Nachmittags ging es besser. Peter hat mir ganz wundervolle Blumen geschickt. Angi und Samira kamen am Abend. Später, so gegen 19.30 Uhr, auch Mama. Wir hatten einen schönen Abend. Sie ist gegen zehn gegangen, weil sie morgen nach Stuttgart muss, und hat mich vorher ins Bett gebracht. Später mit Papa telefoniert.

Gute Nacht, bis morgen!

17.2.2007

Ich glaube, ich habe heute gar nicht geschlafen. Mama kam heute Morgen mit Frühstück vorbei. Tati ist seit heute Nachmittag bei mir, das ist total schön. Sie baut mich sehr auf, sie lobt mich immer. Das weckt den Mut in mir, weiterzumachen. Tati und ich haben, bis ich eingeschlafen bin geredet. Von 2.20 Uhr bis 3.40 Uhr waren wir wieder wach. Haben dann auch mal den Bauch frisch verbunden.

Gute Nacht, bis morgen!

Markus

Claudia und ich haben uns als Jugendliche auf einer Skireise kennengelernt. Mit ihr befreundet sein zu wollen, hieß auch, etwas Verantwortung für sie zu übernehmen, denn schon damals kam es vor, dass sie plötzlich auf einer Party ohnmächtig wurde. Man sollte gut wissen, was in solchen Momenten zu tun ist. Damals war meistens ihr Bruder Christian in der Nähe und hatte alles gut im Griff. Später konnte ich ihr als angehender Mediziner immer mehr eine Stütze sein.

Claudia musste schon als kleines Mädchen schwere Entscheidungen treffen und sich mit dem Thema Tod auseinandersetzen, was sie gezwungen hat, früh erwachsen zu werden und Dinge aus einem anderen Blickwinkel zu sehen.

Obwohl die Sklerodermie Claudia schon als Jugendliche Grenzen aufzeigte, hat sie sich nie beschwert oder nach Mitleid gesucht; die Krankheit war nur dann präsent, wenn sich die Werte verschlimmerten, und selbst dann hat sie davon wie ein Sportler von einem Turnier erzählt. Deshalb habe ich Claudia auch nicht als krank wahrgenommen.

Nur selten habe ich Claudia wirklich traurig und verzweifelt erlebt. Ich kann mich an ein Gespräch erinnern, in dem sie mir über einen gerade an Sklerodermie gestorbenen Mittdreißiger erzählte, mit dem Claudia sich hin und wieder Briefe schrieb. Sie hat sich wahnsinnige Vorwürfe gemacht, weil sie seinen letzten Brief nicht beantwortet hatte. Das war das erste Mal, dass ich in Claudis Augen Angst sah. Sie wusste: Junge Menschen können sterben.

Claudia weiß die Liebe und Aufmerksamkeit der Familie zu schätzen, für die die Situationen nicht immer leicht sind.

Außerdem war die Familie immer sehr offen für den großen Freundeskreis um Claudia, auch weil diese Freunde dann Helfende und Ausgleichende waren. Wenn man sich mit Kotters verabredet, findet man sich oft in einer geselligen kleinen Gruppe wieder, in der viel gelacht wird. Aber leider gibt es immer mal wieder Momente, in denen Claudias Körper plötzlich den Launen der Krankheit nachgeben muss, sodass lange Klinikaufenthalte mit schmerzvollen Prozeduren ihre Pläne durchkreuzen. Auch wenn Claudi viele interessante Freunde um sich herum hatte, die ihr die Zeit im Krankenhaus erleichterten, war es bestimmt nicht immer leicht für sie, ihre Freunde kommen und gehen zu sehen und dabei an einen Fleck gebunden zu sein. Oft hatte sie keine Privatsphäre oder mal Zeit für sich, was sehr erdrückend sein kann.

Trotz allem kam für mich nie infrage, dass sie es nicht schaffen würde.

Wenn Claudi etwas passiert wäre, hätte es mich aus dem Gleichgewicht gebracht.

Meine Mutter hatte am 21. Februar Geburtstag; wir haben eine riesige Party für sie im *Schwarzen Raben* organisiert. Sie liebt Rotwein, und jeder brachte eine besondere Flasche mit und schrieb dazu etwas Persönliches auf ein A4-Blatt. Diese Seiten wurden zu einem Buch gebunden. Eigentlich wollten Angi, Chris und ich eine Rede halten. Meine Mutter hatte es so sehr verdient! Doch es klappte nicht, ich war zu schlapp. Deshalb das Buch, auch von Freunden und Verwandten meiner Mutter. Für manche war es der erste Berlin-Besuch und somit der erste Kontakt in dieser Ausnahmesituation, in der wir lebten. Einige Menschen können mit Krisensituationen nicht gut umgehen. Ich kann verstehen, dass manche nicht wissen, wie sie sich in bestimmten Situationen verhalten sollen, aber ich fand es manchmal auch etwas unkreativ. Es war doch immer eher vergnügt bei uns, auch in schwierigen Zeiten.

Es wurde ein wunderbarer Abend für meine Mutter, für uns alle. Leider ging es mir plötzlich schlechter, und ich musste schnell in die Klinik zurückgebracht werden. Daniel und Pascal übernahmen das, damit meine Mutter, Angi und Chris noch auf der Feier bleiben konnten.

Ich schrieb immer ausführlicher Tagebuch, vielleicht auch, um all die Dinge festzuhalten, die wir trotz allem noch machten.

Der März wurde schwierig für uns, weil viele meiner Freunde Geburtstag haben und wir gern alle miteinander feiern wollten: Samira, Markus, Anna Barbara, Ina, Arend, meine Schwester Angela … Ich konnte bei den meisten Feiern nicht dabei sein.

17.3.2007

Benni und Stephi kamen vorbei. Wir haben einen Spaziergang gemacht, Kaffee getrunken, habe im Rollstuhl ein Eis gegessen. Es war tolles Wetter. Joko und ich haben heute länger telefoniert; er ist immer noch ein bisschen krank. Morgen fliegt er nach London. Mama kam mit leckerem Abendessen. Später half sie mir beim Duschen. Wie immer telefonierte ich mit Papa.

Gute Nacht, bis morgen!

Meine Schwester stand kurz vor einer längeren Reise nach Paris. Sie wollte dort gemeinsam mit ihrer Freundin Samira ein Auslandssemester einlegen. Samira hatte sehr schnell begriffen, welch starke Bindung zwischen mir und meiner Schwester besteht und unter welchem emotionalen Druck Angela stand, weil es mir nicht gut ging und sie »nebenbei« noch studierte. Samira wurde sehr schnell auch meine Freundin, weil ich auf Anhieb große Sympathie für sie empfand und bald merkte, wie sehr sie meine Schwester unterstützte. Wenn es einen Engpass gab, kam Samira in die Klinik und übernachtete bei mir. Sie war damals gerade zwanzig Jahre alt. Mit ihr besprach ich damals auch, was mit Angi zu tun sei, wenn genau in der Zeit eine Lunge für mich käme, in der sie in Vorlesungen war. Wir fertigten einen richtigen Plan an, auf dem auch die Adresse des Herzzentrums stand, und vereinbarten, dass meine Schwester im Falle dieses Falles besser nicht allein zu mir fahren sollte. Von diesem Plan sagten wir ihr damals nichts. Samira bewies immer ungeheuren Weitblick und Empathie. So stellte sie eines Tages, als sie ahnte, dass meine Mutter und meine Schwester nach einem langen Besuch bei mir in unsere Wohnung zurückkommen und dort nichts mehr zu essen vorfinden würden, einen Korb voller schöner Lebensmittel vor die Tür. Meine Mutter und Angi empfanden dieses Körbchen an diesem späten Abend als Rettung. Wir waren immer beeindruckt davon, wie gut es alle um uns herum verstanden haben, mitzudenken und für uns da zu sein.

Vor der Reise nach Paris wollten Angi und die Mädels ihren Geburtstag groß feiern. Es war klar, dass ich nicht dabei sein konnte, und ich sagte meiner Schwester, dass ich unbedingt möchte, dass sie feiert. Dass ich möchte, dass sie lebt!

Ich wollte, dass sie einen guten Abend hatte, auch wenn ich nicht dabei sein konnte, und ich rief Torsten von den Beatsteaks an: »Hey du, würdest du mir einen Gefallen tun? Ich weiß, das ist vielleicht etwas viel verlangt, aber könntest du auf der Party meiner Schwester auflegen?« Ich hatte Sorge, dass Torsten so etwas sagt wie: »Also nee, doch nicht auf einer Privatparty …« Aber er sagte: »Claudi, ich finde es total beeindruckend, dass du in der Situation, in der du bist, in der du definitiv nicht auf diese Party gehen kannst, auf die Idee kommst, dich um den DJ für deine kleine Schwester zu kümmern. Zu sehen, wie ihr beide zueinander steht und euch stützt, ist wirklich herzergreifend.« Angi hatte eine coole Party und hat sich riesig gefreut. Zum Dank haben wir Torsten dann eine gute Flasche Whisky gekauft. Die Band ging nämlich nach Angis Geburtstag auf Tour, und ich dachte mir, dass sie im Tourbus einen Whisky gebrauchen könnten, um die ganzen Bazillen runterzuspülen, die da unterwegs rumfliegen.

Meine Medikamentenliste wurde in dieser Zeit immer länger. Ich weinte mehr als sonst, wir redeten noch ernsthafter über meine Situation, ich begann damit, meine Gefühle noch mehr zu äußern. Meine Mutter schaffte es immer wieder, mich zu beruhigen.

Meine Schwester flog am 31. März nach Paris und nahm mir das Versprechen ab, dass ich mich meldete, wenn etwas Gravierendes eintrat. Auf Wiedersehen zu sagen, fiel mir unheimlich schwer, noch schwerer als sonst. Loretta und Matti waren da; in solchen Situationen musste immer jemand bei mir sein. Matti hatte immer die Fähigkeit, meine Ängste zu verstehen und mir andere Wege aufzuzeigen. Mit ihm zu reden, beruhigte mich sehr.

Bei einer Ultraschalluntersuchung stellte sich heraus, dass der Zustand meines Herzens so schlecht war, dass ich ins Herzzentrum verlegt werden musste. Raus aus meinem Nest in der Charité. Plötzlich lauter Geräte um mich herum, fast wie auf einer Intensivstation. Aus Verzweiflung und Angst bestand ich darauf, dass ich dort nur bliebe, wenn ein zweites Bett in mein Zimmer käme. Martina kam sofort aus Mainz und blieb bei mir.

Ich wollte in die Charité zurück, habe meinen Professor vermisst, meinen Dr. Carstensen und das Pflegepersonal; ich wollte meine gewohnte Umgebung und Routine.

Professor Witt sagte mir, dass die Verlegung ins Herzzentrum wichtig sei; sie sollten dort untersuchen, wie ernst es um mich stehe. Ich wurde zwei Wochen lang untersucht. Die Ärzte konnten aber meinen schlechten körperlichen Zustand nur bestätigen: Ohne eine neue Lunge seien alle Therapien sinnlos.

Ich durfte also wieder zurück in die Charité. Dort fiel ich erst mal in Ohnmacht; das hat allen einen großen Schrecken eingejagt.

Zur selben Zeit startete die Techniker Krankenkasse gemeinsam mit dem CinemaxX eine Kampagne für Junge Helden. In allen CinemaxX-Kinos wurden Werbespots für Junge Helden gezeigt, überall standen große Aufsteller. Es gab eine große Pressekonferenz, die Annika, Ina, Loretta und Janna leiteten. Ich konnte nicht mehr dabei sein. Jürgen, der auch auf der Pressekonferenz war, kam danach zu mir ins Krankenhaus.

In meinem Kalender vom nächsten Tag stand, was ich alles zu erledigen hatte: *Frau E. vom Finanzamt anrufen, Steuerberater W. anrufen. Frau J. von Maischberger anrufen; das TK-Logo auf Organspendeausweis setzen lassen; Logo der TK muss länger auf dem Spot zu sehen sein; Ina wegen Postfach bitten; Evy soll bitte das Buch für Mama kaufen; Geld überweisen; um die CD kümmern …*

Dr. Tim Carstensen

Ich begann vor dreieinhalb Jahren als Assistenzarzt auf der Station, auf der Claudia lag. Bei einer Visite erlebte ich, wie Claudia einem meiner älteren Kollegen wegen einer anstehenden Untersuchung widersprach, ihm regelrecht zusetzte. Das verunsicherte mich im ersten Moment. Ich begriff, dass sie eine Patientin ist, bei der man sich stets Zeit für das Gespräch nehmen und sehr genau auf Wortwahl und Gesprächsinhalt achten sollte. Ich erkannte ihren Willen, Untersuchungsergebnisse und daraus folgende therapeutische Konsequenzen immer in ihrem gesamten Umfang zu verstehen. Daher waren Versuche, ihr mit der Verharmlosung oder positiven Darstellung ungünstiger Ergebnisse Mut zu machen, generell zum Scheitern verurteilt.

Als ich sie kennenlernte, war ich es, der ihr oft Blut abnehmen, sie also oft quälen musste. Später traf ich Entscheidungen ihre Behandlungen betreffend mit. 2006/2007 ging es ihr sehr schlecht; sie war dringlich gelistet; wir machten uns große Sorgen um sie, denn das, was wir auf konservativem und medikamentösem Wege tun konnten, hatten wir getan. Es half nur noch eine Transplantation. Doch es gab kein Organ. Ich verbrachte viel Zeit mit Claudia, redete viel mit ihr. Doch ich habe ihr nie etwas versprochen. Ich habe mich in dieser Zeit oft unwohl gefühlt, denn ich erlebte täglich diese so junge und sympathische Patientin auf der Station, auf der ich inzwischen Stationsarzt war, und diese Patientin stand an der Schwelle zum Tod. Das ist auch für einen Arzt sehr belastend.

Claudia hat jedoch kaum mal den Kopf hängen lassen. Auf schlechte Prognosen gab sie schon lange nichts mehr; dafür hatte man ihr seit ihrer Kindheit schon zu oft gesagt, dass sie bald nicht mehr leben würde. Und wenn Claudia mal den Kopf hängen ließ, dann hatte sie wirklich allen Grund dazu. Sie hat es dann nie an mir, ihrem Arzt, ausgelassen und behielt auch dann ihr Lächeln.

Mitte April 2007 bat Professor Witt meine Mutter zu sich. Sie hatten lange vorher das Abkommen geschlossen, dass er ihr sagen würde, wenn er meinte, dass es besser wäre, wenn sie bei mir in der Klinik bliebe, wenn sie nicht mehr wegginge. Mitte April 2007 war es nun so weit.

Meine Mutter ließ sich beurlauben. Sie nahm keine Außentermine mehr wahr, arbeitete von der Klinik aus und war dort auch für ihre Mitarbeiter erreichbar.

Ich hatte mit meiner Schwester ein ähnliches Abkommen. Angi hatte geradezu verlangt, in Paris nicht von schlechten Nachrichten verschont zu werden; sie wollte da sein, wenn es wichtig würde. Ich überlegte nun ständig, ob ich es ihr während unserer vielen langen Telefonate sagen sollte oder nicht. Irgendwann wählte ich ihre Nummer und wollte sie fragen: »Könntest du bitte zurückkommen?« Doch ich begann nur zu weinen. Und Angi wusste sofort, was los war.

Ich schloss aus meinem damaligen Zustand nicht, dass ich nicht überleben würde. Es war eher, dass ich spürte, dass meine Kraft schwand. Es funktionierte nichts mehr. Alles an meinem Körper schwoll an, weil sich überall Wasser einlagerte, ich konnte kaum noch atmen, die Schmerzen wurden immer stärker. Aus dem Bett aufzustehen, um die wenigen Schritte ins Bad oder auf die Toilette zu gehen, war zur Qual geworden. Selbst das Zähneputzen bedeutete einen riesigen Kraftakt.

Plötzlich überkam mich das unbedingte Gefühl, nach Hause zu müssen, und ich verlangte: »Ich will jetzt hier weg! Ich will hier raus!«

Am Morgen nach meinem Anruf kam Angi zu mir ins Zimmer – mit ihr sehr viel Energie. Sie erzählte viel und war voller Elan. All das übertrug sich auf mich.

Meine Mutter hatte inzwischen meine Freundin Katrin angerufen, um auch diese über meinen Zustand zu informieren, ebenso meine Berliner Freunde. Auch mein Vater kam zu mir nach Berlin.

Ich dachte viel über meine Mutter nach. Was würde werden, wenn ich ging? Würde sie ihren Weg zurück finden? Würde sie sich eines Tages wieder fragen können: »Was will *ich* eigentlich?« Und nicht weiterhin: »Was musste ich?« Meine Mutter war es, die immer kommen musste, die alles regelte. Ich besprach mit meinen Geschwistern, wie diese ihr dabei helfen könnten.

Neben *Dicodid®* und den anderen, fast unzähligen Mitteln bekam ich Ende April Morphium gespritzt. Jede Nacht kam ein Arzt, mein Herz war zu langsam oder mein Herz war zu schnell. Ich übergab mich, ich schlief kaum, ich hatte Wasser in den Beinen. Meine Haut wurde grau, blaugrau.

Es kamen viele Besucher. Bei manchen hatte man das Gefühl, sie würden sich verabschieden wollen. Wenn sie gingen, sah man ihnen an, dass sie dachten: Wenn nicht bald ein Wunder geschieht, haben wir Claudia heute zum letzten Mal gesehen.

Frau Bodnar, meine Psychologin, kam nach wie vor zu mir, wir redeten viel, es wurde nichts beschönigt, alles ausgesprochen und keine Gefühle zurückgehalten. Es gab Visiten, bei denen Professor Witt und Dr. Carstensen uns entertainten. Professor Witt strahlte aus, dass alles noch gut würde. Er hatte nie etwas von Endzeitstimmung, was sicherlich auch daran lag, dass Christian und Angi da waren und das niemals zugelassen hätten. Es kam nie das Gefühl auf, dass das alles keinen Sinn mehr hätte.

Das Personal auf der Station war beeindruckend gelassen; sie ließen uns beieinander sein. Sie wussten, dass die Menschen, die bei mir schliefen, auch kein Auge mehr zubekamen, denn ich schlief ja kaum noch und konnte nichts mehr allein machen. Ich war bei täglich fünf Ampullen *Dicodid*® angelangt.

In einer Nacht im Mai träumte ich etwas so Schreckliches, dass ich schweißgebadet hochfuhr. Ich konnte mich an den Traum nicht erinnern, saß danach aber hellwach neben meiner Mutter und weinte fürchterlich. Es wurde der Tag, an dem ich zum ersten und einzigen Mal sagte: »Ich will die Transplantation nicht mehr!«

Ich rief meinen Vater, der gerade auf einer Messe stand, an und sagte: »Ich will nicht mehr.« Wir sprachen lange darüber, wie es ist, in einer Situation festzustecken, nicht heraus zu können. Aber auch darüber, dass es eine Pflicht gibt weiterzumachen. Wem gegenüber diese Pflicht besteht, war uns nicht klar, aber sie stand einfach im Raum. Auch mit Jürgen sprach ich lange darüber.

Keiner hatte je bezweifelt, dass *ich* es schaffen würde, sie hatten immer nur Angst gehabt, dass man mir die Chance nicht geben würde, es zu schaffen.

Der nächste Tag war dann wieder ein verhältnismäßig guter: Nora war da. Wir holten Frühstück von Sarah Wiener und gingen sogar raus. Nora schob mich im Rollstuhl übers Gelände. Angi, Evy und Markus kamen. Meine Mutter arbeitete bei mir bis spätabends an ihrem Laptop.

Ich schrieb Ina eine E-Mail mit wichtigen Informationen zu Junge Helden, darüber, wo welche Sachen lagen, wer die Rechte habe und so weiter. Ich schrieb ihr: »Ina, für den Fall, dass ich in den nächsten Tagen nicht so fit bin oder nicht so stark, oder etwas sein sollte, wäre es gut, wenn du all diese Sachen weißt …«

Ich wurde an diesem Abend schnell müde und sagte zu

meiner Mutter: »Ich habe das Gefühl, dass mir morgen ein anstrengender Tag bevorsteht, ich lege mich schon mal hin.« Ich telefonierte noch lange mit Chris und Annika. Annika war gerade beruflich in Mainz und wohnte bei Chris. Ich sah meine Mutter arbeiten.

Bevor ich einschlief, schrieb ich in mein Tagebuch:

00:15 Uhr das letzte Mal inhaliert.
Gute Nacht, bis morgen!

Liebe Claudi,

ich versuche dein Tagebuch für dich weiterzuschreiben. An diesem Mittwoch kam Schwester Kristina zu uns in Zimmer, um circa ein Uhr. Du hast schon ein bisschen geschlafen, und ich habe an meiner Stellungnahme für meinen Chef gearbeitet. Schwester Kristina hat sich neben mich gekniet und ganz leise mit einem freundlichen Lächeln gesagt: »Frau Kotter, es gibt eine Lunge für Claudia.«

Wir sind dann zu deinem Bett gegangen, und ich brauchte nur leise »Claudi« zu sagen, und schon warst du wach. Als ich dir gesagt habe »Claudi, es ist eine Lunge für dich da«, warst du ganz freudig aufgeregt und sagtest: »Ich habe es gespürt, ich habe es gewusst! Mama, ich habe ein gutes Gefühl!«

Und dann hast du alle deine Freunde informiert. Als Erste war Eva da, dann kam Angi, die ganz allein war, als ich oder du sie anriefst. Ich habe Christian angerufen, er ist in Mainz sofort mit Annika ins Auto gesprungen und hierhergefahren.

Angi und ich haben dich im Krankenwagen ins Herzzentrum begleitet. Markus, Arend, Eva und viele andere fuhren hinter uns her. Im Herzzentrum haben uns dann schon Paul und Nora erwartet. Du bist auf das Zimmer mit dem Bad auf der H1 gekommen. Angi und ich waren die ganze Zeit bei dir. Später durften alle reinkommen. Nachdem wir dich geduscht, Haare gewaschen, rasiert und mit dem braunen Zeug eingeschmiert hatten, fing das erste große Warten an. Zwischen vier Uhr dreißig und fünf Uhr solltest du in den OP gebracht werden. Katrin kam, Jürgen, Till, Paul, Nora …

Es war ein Telefonieren losgegangen, das unvorstellbar war. Unter uns gab es eine Telefonliste, und jeder hatte ein Kärtchen, auf dem eine Gruppe stand, für die er verantwortlich war. Es gab Menschen, die wollte *ich* unbedingt anrufen. Ich rief meinen Vater an. Sämtliche Familienmitglieder, klar, aber zum Beispiel auch meine Freundin Ina. Ina war zu diesem Zeitpunkt in Köln allein, also ohne unseren Freundeskreis. Wie würde sie meinen Anruf aufnehmen, wer kümmerte sich um sie, nachdem sie meine Nachricht erhalten hatte? Ich hatte nicht viel Zeit und konnte sie nicht auffangen. Also rief ich ihren damaligen Freund an. Ich sagte: »Benni, du musst jetzt sehr stark sein. Sie haben eine Lunge für mich, aber ich habe jetzt nicht viel Zeit zu telefonieren, und deshalb musst du dich jetzt um Ina kümmern, weil ich mir Sorgen mache, dass diese Nachricht sie umhaut.«

Benni und ich machten aus, dass ich Ina anrufe und es ihr selber sage und ihr auch sage, dass Benni anrufen würde, sowie ich aufgelegt hätte, und sich dann mit ihr um alles kümmern würde.

Benni sagte mir später, dass er das Telefonat für das absurdeste seines Lebens hielt. Schon meine Einleitung: »Benni, du musst jetzt sehr stark sein …« Er habe gedacht: Wenn jetzt hier einer stark sein muss, dann ist das wohl Claudia.

Diese nächtlichen Anrufe im Mai zeigten auch, dass niemand mehr sein Handy ausschaltete, schon lange nicht mehr.

Jürgen erzählte mir später, dass er nach meinem Anruf aus dem Bett gehüpft sei, durch die Wohnung gerannt und Hose, Socken, Schuhe, alles total verwirrt, zusammengesucht habe.

Der Zeitpunkt, als die Lunge kam, war einfach perfekt, unter anderem weil mein enger Freund Markus gerade in Berlin war; es war total beruhigend zu wissen, dass auch er da sein würde. Und auch Paul. Till. Alle. Sogar Janna kam, wofür ich sie bewunderte, denn sie hatte ihre Mutter im vergangenen Jahr an Krebs verloren.

Im Herzzentrum warteten schon einige Freunde auf uns. Später sagte mal ein Arzt: »Sie sind der einzige Patient, bei dem der Besuch schon vor dem Patienten da war.«

Loretta und Matti waren in Leipzig ins Auto gesprungen und kamen auch noch rechtzeitig an. Katrin kam aus Hamburg und hatte einen theatralischen Auftritt hinter sich, weil sie gemeinsam mit einem Freund mit dessen alten Auto ohne TÜV und Fahrzeugpapiere losgefahren war und mit 120 Sachen durch Berlin rasend, von der Polizei angehalten wurde. Sie stellte sich vor die Polizisten und weinte los. Sie ließen sie weiterfahren.

Wie sie hat jeder eine Geschichte zu dieser Nacht im Mai 2007. Eine Freundin meinte: »Alle Menschen, die dich kennen, werden diesen Tag niemals vergessen.«

Ich hatte im Krankenhaus immer sehr viele Glücksbringer. Einer der bedeutendsten war mir Pascals Stein. In der Nacht, als eine Lunge für mich eingetroffen war, setzte ich mir in den Kopf, nicht ohne diesen Stein in den OP zu gehen. Doch irgendwann wurden alle Glücksbringer unbedeutend, denn das Warten nahm kein Ende. Ich telefonierte immer wieder mit meinem Vater, der auf dem Weg zum Frankfurter Flughafen war, mit Annika und Chris, die im Auto saßen, sowie mit Pascal und Daniel, die auch auf dem Weg zu mir waren. Alle versuchten, den Wettlauf mit der Zeit zu gewinnen, um bei mir sein zu können.

Ich war längst für die Transplantation vorbereitet. Vielleicht stellte ich mich darauf ein, dass es auch dieses Mal nicht klappen würde. Als dann jemand reinkam und sagte: »Es geht los!«, sagten Angi und ich gleichzeitig: »Krass, nehmen Sie die Lunge?« Der Arzt sagte: »Na klar, das ist eine super Lunge, natürlich nehmen wir die, und jetzt geht es auch sofort los!«

Plötzlich rannten alle.

Ich lag auf diesem Bett, und alle rannten mit mir in Richtung OP. An der Schleuse waren dann nur noch Till, Jürgen, meine Mutter und Angi bei mir. Wir standen dort, und der Narkosearzt kam den »Patienten« abholen. Patient in die Schleuse, Patient vorbereiten, Patient in den OP. Und draußen wartete die Familie. Ich hätte plötzlich noch stundenlang in der Schleuse bleiben können. Noch auf meinen Bruder, Vater, Annika, Daniel und Pascal warten, die es noch nicht bis zu mir geschafft hatten, und noch ein bisschen erzählen …

Ich sah meine Mutter, Jürgen und Angi an, und es war plötzlich sehr friedlich und auch schön, weil es so war, wie wir es immer gewollt hatten. Es war alles gesagt zwischen uns. Uns war klar, worauf wir uns einließen, wie riskant das Ganze war. Doch es gab keine andere Option: Meine einzige Option war, wieder lebend aus diesem OP herauszukommen. Etwas anderes kam für mich nicht infrage.

Der Narkosearzt wurde laut: »Wir müssen dieses Mädchen jetzt schnell von ihren Angehörigen trennen! Wir müssen schnell anfangen! Wir müssen jetzt …« Immer nur *müssen* und *schnell*.

Es war kalt. Es war mitten in der Nacht. Ich war müde.

Jürgen nahm meine Schwester und meine Mutter in den Arm und brachte die beiden raus. Das war gut so. Wir hatten vorher alles genau abgesprochen, und ich wusste, dass ich mich hundertprozentig auf ihn verlassen konnte. Ich sah den Narkosearzt – und ich sah Till. Er sagte: »Claudi, ich mache mich jetzt steril, gehe durch die Schleuse und bin ganz sicher drüben. Ich warte dort auf dich und werde bei dir bleiben.«

Der Narkosearzt sagte: »Schau mal nach rechts.« Ich dachte: Weshalb denn das? Und schaute nach links: Dort sah ich, wie sie mir Zugänge legten; der Narkosearzt wollte mir diesen Anblick ersparen, aber wie immer wollte ich am liebsten auch noch in dieser Nacht alles im Blick haben.

Ich sagte zu Till: »Ich würde jetzt gern wieder zu den anderen rausgehen.«

Till meinte: »Nein Claudia, wir machen das jetzt, und das wird super.«

»Bist du dir sicher?«, fragte ich ihn.

»Ja, und du bist dir auch sicher, und wir machen das jetzt.«

»Till, wenn du nachher rausgehst, sagst du dann meiner Mutter, dass diese OP das Einzige war, das ich machen wollte?«

Till sah mir in die Augen, und der Narkosearzt spritzte mich in den Schlaf. Ich schloss die Augen, und das Letzte, das ich dachte, war: Es wird gut gehen. Es wird gut gehen. Es wird gut …

Angela

Ich war vorzeitig aus Paris zurückgekehrt und hatte doch zu keinem Zeitpunkt das Gefühl gehabt, dass Claudi etwas passieren könnte, dass sie nicht transplantiert würde. Doch dann hatten wir Anfang Mai ein extremes Gespräch, auf eine Weise, in der sie wohl vorher nur mit meiner Mutter gesprochen hatte. Ich hatte mir in der ganzen Zeit des Wartens immer gewünscht, dass Claudi auch mir ihre Ängste mitteilt, ihre Angst davor zu sterben, ihre Angst davor, wie es danach weitergehen könnte. Doch mir gegenüber war meine Schwester immer nur stark.

Claudi ließ mir eine Kette anfertigen, auf dem herzförmigen Anhänger steht: Die Erde sei dir leicht *und* Remember me.

Es war also indirekt sehr deutlich, dass Claudia im April/Mai 2007 spürte, dass die Situation sich veränderte, dass jetzt entweder ein Organ kommen musste, oder sie würde nicht mehr lange die Kraft haben durchzuhalten.

Am Abend zuvor war ich lange bei ihr gewesen. Zu Hause lag ich dann in ihrem Bett und war gerade in einen unruhigen Schlaf gefallen, als um ein Uhr mein Handy klingelte. Ich wusste sofort, dass etwas ist. Claudi sagte sehr gefasst: »Bleib ganz ruhig, sie haben mir gerade gesagt, dass sie eine Lunge für mich haben. Es wäre schön, wenn du jetzt ein Taxi rufst und in die Klinik kommst. Aber bleib ganz ruhig, ich freue mich …«

Ich weiß noch, dass ich wie ein aufgescheuchtes Huhn in der Wohnung herumrannte und dachte: Das wird bestimmt ein langer Tag, und mir einen riesigen Pullover anzog. Es war Nacht, es war kalt. Im Taxi lief ein Lied im Radio, das Claudia liebte.

Meine Mutter und ich richteten Sachen fürs Herzzentrum her, Leute kamen. Im Herzzentrum bereiteten wir Claudi für die OP vor. Wir waren so ruhig, als hätten wir das schon tausendmal gemacht. Jürgen kam und machte Quatsch; erzählte Geschichten.

Mit der Zeit wurde Claudi jedoch angespannter. Wir schickten dann alle raus, nur Evy blieb. Wir waren für uns und sagten uns, dass wir ganz ruhig bleiben könnten, denn zwischen uns gab es nichts, was nicht gesagt war. Dass wir wissen, was wir füreinander fühlen. Und dann kam jemand ins Zimmer und sagte: »Jetzt geht es los!«

Zu diesem Zeitpunkt war es bereits gegen sechs Uhr am Morgen. Ich hatte bis dahin Momente, in denen ich dachte, dass es wieder zu keiner Operation kommen könnte, so wie drei Jahre zuvor. Doch dann rasten plötzlich alle mit Claudi in Richtung Schleuse zum OP.

Dort lagen wir uns in den Armen und ließen uns nicht los. Jürgen war es, der uns schließlich trennte. Claudi sagte noch zu ihm: »Kümmere dich bitte um meine Mutter und die anderen, damit sie sich keine Sorgen machen.«

Später erfuhr ich, dass sie auch meine Freundinnen beauftragt hatte, sich um mich zu kümmern, während sie im OP war. Auch dabei war sie wieder mal so vorausschauend gewesen. Nachdem Claudi im OP-Saal verschwunden war, war mir, als würde ich den Boden unter den Füßen verlieren. Die ganze Zeit vorher hatte ich gut funktioniert, weil ich gedacht hatte, wir müssten unsere Zeit nutzen und Claudi sollte gestärkt in eine Transplantation gehen.

Es war sehr schwierig für mich, sie allein in diesen Operationssaal gehen zu lassen, ich wäre so gerne bei ihr gewesen. Ich hoffte, dass in diesen extremen Situationen die Psyche anders arbeitete, dass Claudi manches nicht so mitbekam. Sie hatte ja auch ein sedierendes Medikament bekommen, doch das hatte nicht hundertprozentig gewirkt. Ich spürte, dass sie alles genau begriff, dass sie jeden Schritt bis zur Narkose realisierte. Ich wäre so gern bei ihr gewesen, um es ihr erträglicher zu machen, um die Angst mit ihr zu teilen. Als dann im Schwesternzimmer Imagine *gespielt wurde, ein Lied, das Claudia immer lauthals mitgesungen hatte, konnte ich meine Tränen nicht länger zurückhalten.*

Die Operation dauerte fast zehn Stunden. Von dem Moment an, in dem die Narkose wirkte, bis zum Aufwachen hatte ich nicht das Gefühl, es sei nur ein Augenblick, eine Sekunde vergangen, sondern überhaupt kein Gefühl für Zeit. Der ganze Wartesaal war indes voll mit meiner Familie, Freunden und unzähligen Stapeln von Zeitungen und Zeitschriften: Daniel und Pascal hatten beinahe den ganzen Kiosk leer gekauft.

Im ersten Moment des Aufwachens hörte ich meine Schwester sagen: »Claudi, du bist wach, und du wurdest transplantiert. Claudi, du bist wach, und du wurdest transplantiert …« Ich dachte: Ja, weshalb sagst du das die ganze Zeit? Ich weiß, dass ich wach bin, und ich glaube auch, dass ich transplantiert wurde. Doch Angi wiederholte es immer wieder. Vermutlich, weil man uns vorher erzählt hatte, dass ich mich an die vergangenen drei Tage vor der OP nicht erinnern könnte. Doch ich konnte mich erinnern.

Die Lunge ist das am schwierigsten zu transplantierende Organ. Man hatte mir das Brustbein durchsägt. Man hat mir nicht eine ganze Lunge transplantieren können, weil diese viel zu groß für meinen Körper gewesen wäre, sondern nur einen Teil genommen, den Rest abgeschnitten und zusammengenäht. Man hat mir sozusagen eine Lunge gebaut. Das macht man nicht sehr gern, aber es gab keine Chance, mir die komplette Lunge einzusetzen. Die Ärzte hatten meine Grunderkrankung Sklerodermie betreffend keinerlei Erfahrungswerte gehabt. Eigentlich weist diese eine Kontraindikation für Transplantation auf. Außerdem hatte ich Mykobakteriose hinter mir, dieses lange Warten auf eine neue Lunge, unglaubliches Untergewicht und keine Kraft mehr gehabt. In der Zeit vor der Operation konnte ich nicht mal mehr stehen. Und ehrlich gesagt, war ich auch psychisch am Ende gewesen.

Später erfuhr ich, dass meine Chancen schlechter als neunzig zu zehn standen, dass einige der Ärzte im Team dagegen waren, dass ich überhaupt noch operiert würde. Und dann haben sie doch das Großartige gewagt, mir diese verkleinerte Lunge zu transplantieren. Die Ärzte haben eine unglaubliche Teamarbeit geleistet.

Als ich aus dem künstlichen Koma, in dem ich einige Tage gelegen hatte, erwachte, sah ich lauter vermummte Menschen um mich herum. Wenn jemand wie ich sehr viel körperliche Zuneigung gewohnt ist, dann ist es sehr hart, wegen des großen Infektionsrisikos nicht berührt werden zu dürfen. Ich konnte nicht sprechen, nicht nur, weil ein Tubus in meinem Hals steckte, sondern weil man das nach einer Transplantation nicht kann. Wenn jemand so gerne spricht wie ich, ist das das Härteste.

Ich fühlte keine Schmerzen, hatte nie das Gefühl, dass man mir das Brustbein durchtrennt hatte, und ich hatte mir nie vorgestellt, dass man mir meine Lunge vollständig aus dem Körper schaben würde, um mir dann die eines fremden Menschen einzusetzen. Der Schmerz, alle meine inneren Verletzungen wurden mit Morphium betäubt. Vier Schläuche steckten mir zwischen den Rippen und einer im Hals. Ich hatte während der Operation nochmals fünf Kilo verloren.

Angela

Die Operation hatte sehr lange gedauert. Niemand war zwischendurch zu uns gekommen, um uns über den Verlauf zu informieren. Wir saßen, lagen, erzählten, schliefen (manche auf dem Boden), alberten herum und weinten im Wartezimmer. Aus einer Bäckerei holten wir Frühstück. Es regnete, und dabei schien die Sonne. Plötzlich war über dem Herzzentrum ein wunderschöner und klarer Regenbogen zu sehen. Janna sagte: »Das ist ein Zeichen von meiner Mutter, das ist ihr Schutzbogen für Claudia.«

Irgendwann kam die Nachricht: »Claudia ist im Aufwachraum, gleich auf der Intensivstation, soweit lief alles gut.«

Meine Mutter und ich sind sofort zu ihr. Doch es war kein leichter Anblick. Sie hatte während der OP nochmals einige Kilo abgenommen. Sie war zwar zugedeckt bis oben hin, doch unter dieser Decke wölbte sich gar nichts mehr, es sah fast aus, als wäre darunter nichts mehr. Da war nur ihr Kopf. Und ihre Augen waren geschlossen. Ich kenne Claudi nicht mit geschlossenen Augen, nicht mal, wenn sie schläft, denn Claudis Augen sind so groß, dass sie nicht mal im Schlaf von den Lidern vollständig bedeckt werden. Als Kind habe ich immer zu ihr gesagt: »Gib zu, du schläfst gar nicht. Deine Augen sind ja noch halb auf.« Doch nach der OP hatte man sie ihr zugeklebt. Das sah schlimm aus. Tausend Schläuche führten in ihren Körper, es piepste. Ich konnte nicht mit ihr reden. Ich wusste nicht, wo sie gerade war. Ich war nicht darauf vorbereitet gewesen, sie so zu sehen. Wir alle waren immer nur auf die Transplantation fixiert gewesen, aber nicht auf das, was danach kommt.

In der Nacht darauf bekam Claudia innere Blutungen. Wir

bekamen die Nachricht, dass sie noch einmal operiert werden müsse. Es war ein Albtraum. Irgendwann lag ich in meinem Bett und schlief auf der dunkelblauen Jacke von Claudi ein. Ich hatte sie mir vor der OP von ihr mitgenommen, sie roch so gut nach ihr, und irgendwie hatte ich das Gefühl, ihr dadurch näher zu sein. Ich tat das noch lange danach.

Anna Barbara

Ich kenne Claudi etwa seit der fünften Klasse. Angi, Evy, Claudi und ich waren enge Freundinnen und haben unvergessliche gemeinsame Kindheitserinnerungen. Irgendwann verloren wir uns ein wenig aus den Augen. Als ich dann ganz neu in Berlin war und mich bei Claudi meldete, sagte sie: »Ich bin gerade in meiner neuen Wohnung und baue mit Arend einen Schrank auf. Willst du kommen? Ich freue mich so, dass du da bist.« Claudi hatte am Telefon sofort gespürt, dass ich mich, neu in Berlin und weit weg von meiner Familie, gerade etwas einsam fühlte. Ich habe es nicht sagen müssen, sie gab mir sofort das Gefühl, dass ich bei ihr aufgehoben sei. Dass ich mich heute so wohl in Berlin fühle, hängt sehr stark mit den Kotters zusammen. Sie bereichern mein Leben sehr.

Das Besondere an Claudi ist, dass sie ihrem Gegenüber sehr viel Aufmerksamkeit schenkt. Sie reagiert dabei nicht nur auf andere, sondern sie agiert. Ich muss keinen Grund sagen, wenn es mir mal nicht so gut geht, ich muss nichts erklären, Claudi spürt es, und ich weiß, an den nächsten drei Abenden bin ich nicht allein. Berlin machen nur wenige Menschen für mich aus, Claudi gehört definitiv zu ihnen.

2005 wohnte ich zeitweise bei ihr in der Kollwitzstraße. Es war eine Zeit, die wir sehr intensiv miteinander verbrachten. Zwar war ich tagsüber in der Uni, aber abends unternahmen wir viel gemeinsam. Es war die Phase, in der Claudi sehr oft ohnmächtig wurde. Ich war manchmal in einem anderen Raum und hörte plötzlich eine Tasse auf dem Boden zerspringen. Ich rannte dann in das Zimmer, in dem Claudi am Boden lag. Das war eine schwierige Zeit für mich, sie hat mich sehr geprägt. Noch lange Zeit danach hatte ich Angst, wenn wir zusammen waren, ihr könnte gleich wieder etwas passieren. Ich hatte Angst, ich könnte die Situation nicht unter Kontrolle haben. Ich konnte ja nicht jede Sekunde neben ihr sein und sie auffangen, wenn sie fiel. 2006/2007 studierte ich in Brüssel. Ich empfand diese Zeit insofern als schwierig, als dass ich nicht mehr richtig mitbekam, wie es Claudi ging. Zwischendurch kam ich einmal zu Besuch nach Berlin und erlebte, wie sehr sich ihr Zustand verschlechtert hatte.

In der Nacht vor der Transplantation rief mich Claudi gegen zwei Uhr an und sagte: »Anna Barbara, wir haben ja schon oft darüber gesprochen, du musst jetzt keine Angst haben. Sie haben eine Lunge für mich.« Für mich war es immer eine Horrorvorstellung gewesen, dass genau dieser Fall eintreten würde, wenn ich nicht in Berlin und noch dazu so weit weg war. Es wurde der schlimmste Tag meiner Zeit in Brüssel. Ich telefonierte den ganzen Tag über immer wieder mit Annika, die mich auf dem Laufenden hielt. An der Hausecke auf dem Campus, an der ich meist telefonierte, war alles mit Efeu berankt, und unten lag zwischen den Blättern ein verletzter Vogel. Ein großer verletzter Vogel, der um sein Leben kämpfte, während ich wegen Claudi telefonierte. Die drei Tage in Brüssel, bis zu meinem Flug nach Berlin, erlebte ich wie durch einen Schleier.

Es war ein Dienstag, und für Freitag bekam ich endlich einen Flug. Das war schön und genau der richtige Zeitpunkt, denn Claudi war schon ein bisschen wach, und ich durfte gemeinsam mit Loretta zu ihr.

Claudi lag dort, auf dieser leicht angekippten Liege, wie ein kleiner Vogel. Mit einem Bein rieb sie immer an der Matratze, und überall waren Schläuche.

Claudi erkannte mich sofort. Ich trug eine Kette, die sie mir geschenkt hatte, als wir 14 waren, eine Goldkette mit einer kleinen Perle. Claudi hatte immer gesagt, dass diese Perle eine Beschützerperle sei. Nun sah sie diese Kette und freute sich, dass ich sie trug. Ich hatte ein so schlechtes Gewissen, weil ich in Brüssel war, als die Transplantation durchgeführt wurde. Ich wusste, dass mein schlechtes Gewissen das Letzte war, was Claudi je gewollt hatte, aber ich fragte mich, welchen Sinn das alles hatte. Mein Leben sollte nicht irgendwo stattfinden, sondern dort, wo ich gebraucht wurde.

Als ich in den OP geschoben wurde, war für mich das einzig Mögliche gewesen, dort wieder lebend herauszukommen. Obwohl ich 2007 viel geschwächter war als drei Jahre vorher, bin ich mir nicht sicher, ob ich damals, 2004, die Operation tatsächlich überstanden hätte. Ich wäre damals vielleicht psychisch noch nicht so weit und überfordert gewesen von den Ansprüchen, diesen unglaublichen Erwartungen, die man an transplantierte Patienten hat.

Wenn ein transplantierter Patient nicht in derselben Sekunde, in der er aufwacht, mitarbeitet, kann es schwierig werden. Der Körper nimmt eine neue Lunge nur dann an, diese beginnt nur dann selbst zu arbeiten, wenn man als Transplantierter selbst den Anstoß dazu gibt. Ich musste durch furchtbare Ängste, auch weil ich diese Lunge nicht spürte, ich konnte kein Gefühl für sie entwickeln. Meine alte Lunge hatte ich immer spüren können.

Ich lag nun irgendwo auf der Intensivstation und hatte nicht gemerkt, wie ich dort hingekommen war. Ich sah mich nicht und spürte und hörte überall nur Geräte, die piepten. Ich konnte mich nicht bewegen, mich nicht artikulieren. Ich war so wahnsinnig allein, obwohl ich nicht allein war.

In meinem Körper muss ein Schlachtfeld hinterlassen worden sein; ich durfte nicht daran denken, wie es unterhalb des Schnittes, der quer über meinen Körper ging, in mir aussah; wie viele Sehnen, Muskeln, Fasern durchtrennt worden waren. Mir wurden zwischen die Rippen Drainageschläuche gelegt. Und diese riesige Beatmungsmaschine, die immer »tst, tst, tst« machte, und deren dicker Schlauch in meinem Hals steckte. Ich wusste, dass ich atmete, aber auch, dass ich nicht atmete. Ich lag acht Tage so verkrampft, dass mir alles längst wehtat. Die Unmengen von Medikamenten brachten meinen Körper noch mehr durcheinander. Ich hatte Albträume, wurde panisch und begann hysterisch zu atmen. In solchen Momenten wurde ich sofort mit morphinhaltigen Präparaten »abgeschossen«, damit sich meine Atmung wieder verlangsamte. In diesem Moment wusste ich, dass ich jetzt wieder für eine Weile weg bin, raus aus der Welt.

Mit der Zeit bekam ich mit, dass ich mich nicht wehren darf, nicht lamentieren, keine Schmerzen zugeben, ansonsten würden sie mich wieder sedieren. Okay, dachte ich also, es tut halt weh, in dir sieht es aus wie auf einem Schlachtplatz, alles ist rot und brennt, aber du kommst hier nicht von der Stelle, wenn du immer wieder lahmgelegt wirst. Ich begriff auch, dass das Pflegepersonal den Patienten, die rauswollen, die Energie und Kraft aufbringen, noch einen Tick mehr Aufmerksamkeit schenkte.

Ich wurde, bereits kurz nachdem ich aufgewacht war, auf die Bettkante gesetzt, man rieb mir den Rücken mit Eiswürfeln ab, damit die neue Lunge dadurch, dass ich tief atmete, sofort belüftet würde. Wird die Lunge nicht belüftet, kann sie sich mit Wasser füllen und infizieren. Wenn das passiert, kann es das zu schwerwiegenden Komplikationen führen.

Den Gedanken, dass man in solch eine OP geht und danach schön ausschläft, sollte man vergessen – man sollte vorher sehr gut ausgeruht sein. Man bekommt danach einen Katheter gelegt, kann nicht selbst auf die Toilette, im Hals einen weiteren ZVK (zentraler Venenkatheter), in den Medikamente gespritzt werden. Und man hat keine Ahnung, welche.

Ich konnte kein Wort sagen, wusste nicht mal, welcher Tag, welche Zeit gerade war. Ich hatte Durst und konnte nicht trinken. Es brannte in meinem Hals, im Rachen, überall.

Wenn ich in dieser Zeit noch einmal vor der Wahl gestanden hätte, hätte ich einer Transplantation niemals zugestimmt. Niemals! Ich hätte gesagt: »Entschuldigung, mit meiner alten Lunge ging es noch ganz gut, ich würde bevorzugen, sie wiederzuhaben. Es war definitiv schöner mit meinen fünf Ampullen *Dicodid®* am Tag und meiner alten Lunge, auf meiner roten Tagesdecke in der Charité.« Es wäre für mich im Vergleich zu dem, was ich nun nach der Transplantation erlebte, wirklich das Paradies gewesen. Niemals hätte ich so etwas noch mal durchmachen wollen und fragte mich, wie Menschen so etwas überleben können. Ich konnte mir nicht vorstellen, dass jemand nach solch einer Tortur auf eigenen Beinen aus dem Krankenhaus hinausmarschierte.

Und gleichzeitig hatte ich die Angst, dass mein Körper die neue Lunge abstoßen könnte.

Als Erstes ließ ich mein Bein aus dem Bett baumeln, denn mir hatte vor der Transplantation ein Physiotherapeut gesagt, dass es wichtig sei, danach immer irgendetwas zu bewegen. Weil ich nicht sprechen konnte und mir niemand außer meiner Schwester von den Lippen ablesen konnte, fertigte Nico mir Karten, auf denen *Durst*, *Hunger* und anderes stand. Wassereis wurde meine Rettung gegen den Durst und den brennenden Rachen. Loretta erzählte mir, dass sie es als verrückt empfunden habe, als sie auf die Intensivstation kam und ich dort mit einem gelben Capri-Eis lag und lässig ein Bein aus dem Bett baumeln ließ. Später kam mein Bruder mit einer Kinderschreibtafel, auf die ich zu schreiben versuchte, was ich mir wünschte. *Fanta* stand oft ganz oben auf meiner Wunschliste. Diese Tafel war die Rettung, auch für meine Kommunikation mit den Ärzten. Ich habe mich immer wieder auf die Bettkante gesetzt. Irgendwann wollte ich mich nicht mehr auf den Klostuhl setzen lassen, sondern auf die Toilette gehen, was natürlich ein unbeschreiblicher Akt war, wegen der vielen Schläuche.

Eines Tages machte es plötzlich *plopp*, und in meinem Körper wurde es kalt. Ich dachte: Irgendwas ist jetzt gerade nicht richtig ... Auch außerhalb meines Körpers wurde es kalt – und glibberig. Ein Pfleger sagte: »Nicht hysterisch werden!« Und ich dachte: Zu spät, denn ich bin schon hysterisch! Als ich an mir heruntersah, bemerkte ich, dass eine Drainage herausgerutscht war und eine ekelhafte Körperflüssigkeit an mir herunterlief. Da, wo die Drainage war, klaffte nun ein großes Loch, in das man zwei Finger hätte stecken können. Ein Arzt kam, nahm sofort Nadel und Faden und nähte die Stelle zu, ohne mir vorher etwas zur Beruhigung oder gegen die Schmerzen spritzen zu können.

Dr. Leif Hanitsch

Als Arzt erlebt man sehr, sehr viele Patienten. Stationär betreut man etwa 1200 Menschen im Jahr; manche bleiben eine Woche in der Klinik, manche länger. Hinzu kommen die Patienten, die man ambulant betreut. Frau Kotters Geschichte hat sich mir trotzdem sehr eingeprägt. Es ist eine schöne Geschichte. Ich empfinde es als Bereicherung, dass ich Frau Kotter begleiten durfte. Als ich sie gut zwei Jahre vor der Transplantation kennenlernte, war sie noch ziemlich mobil, dann wurde es kontinuierlich schlechter. Ich war im Herzzentrum, als sie transplantiert wurde, und auch in der Minute an ihrem Bett, als sie wach wurde. Es war eine besondere Erfahrung, komplett mitzuerleben, was diese Patientin da durchkämpft und durchlebt hat. Frau Kotter ist eine so kleine, zierliche Person, dass sie eigentlich eine Kinderlunge hätte bekommen müssen, doch sie bekam eine Erwachsenenlunge, die man passgenau machte. Das war schwierig; Dr. Mulahasanovic hat operiert, er hat das exzellent gemacht, das kann man nicht anders sagen.

Der Tag, an dem sie wach wurde, hat mich beinahe noch mehr beeindruckt als die Transplantation an sich. Frau Kotter wurde wach, nahm wahr, wer bei ihr ist, hielt aber die Augen geschlossen, weshalb auch immer. Ich redete ihr gut zu, dass sie alles toll gemacht habe, dass sie jetzt noch etwas Geduld haben und üben müsse, um von diesem Beatmungsgerät loszukommen. Und dass sie feiern könnte, wenn sie das geschafft habe. Obwohl Frau Kotter gerade erst wach geworden war, schien sie bereits ihren Humor wieder zu haben und reagierte auf meine Worte, indem sie ihre schwachen Hände wie ein kleiner

Seehund aneinanderklatschte, um mir zu zeigen, dass sie sich freute. In den darauffolgenden Tagen machte sie es weiterhin so, wenn ihre Freunde zum Beispiel verstanden hatten, was sie ihnen, ohne sprechen zu können, mitteilen wollte.

Als Arzt sollte man möglichst professionell mit seinen Patienten umgehen, doch durch die vielen gemeinsamen Erfahrungen habe ich zu Frau Kotter einen engen Bezug. Trotzdem sieze ich sie weiter, obwohl ich emotional längst Claudia zu ihr sagen könnte. Ich glaube, das ist gut so, weil ich sie ja weiterhin mit behandele. Es freut mich, dass sie so großes Vertrauen zu mir entwickelt hat, dass es viele gute und für sie wichtige Gespräche zwischen uns gab und gibt. Es ist oft emotional, aber nie anstrengend mit Frau Kotter. Also für mich nicht, für Schwestern und Pfleger war es zwischendurch sicherlich mal anstrengend mit ihr. Für mich ist sie eine Modellpatientin, denn sie hat sich über die vielen Jahre, die sie mit ihrer Grunderkrankung konfrontiert ist, ein großes medizinisches Wissen angeeignet. Sie lässt sich gern und geduldig erklären, welches die nächsten medizinischen Schritte sind. Und sie hinterfragt. Und wenn sie Bedenken äußert, sollte man diese ernst nehmen, denn meistens bestätigt sich, dass sie recht hatte.

Ich habe großen Respekt vor Frau Kotter und ihrer Geschichte. Wenn ich an Frau Kotter denke, muss ich auch an ihre Mutter denken. Diese extrem starke Persönlichkeit, die die Geschichte ihrer Tochter nicht nur begleitet hat, sondern immer für ihr Kind da ist und einsteht. Claudias Mutter ist eine sehr große Persönlichkeit.

Man konnte in dem Zimmer, in dem ich lag, kein Fenster öffnen; das war für mich als Frischluftfreak fast unerträglich. Es war der heiße Mai 2007. Ein Arzt versprach mir, dass wenn meine Werte stabil blieben, ich am nächsten Tag an die Luft dürfe. Am darauffolgenden Tag ging es mir jedoch sehr schlecht, weil es der Arzt aber versprochen hatte, wollte ich unbedingt raus. Er sagte zum Pfleger: »Gut, wir gehen raus.« Der sah den Arzt an und dachte wohl, jetzt sei dieser auch schon von der Verrücktheit dieser Familie angesteckt worden. Am liebsten hätte er wohl gesagt: »Holt euch doch einen anderen Deppen, der die Claudia Kotter an die Luft bringt.« Er brachte mich zusammen mit meiner Mutter an einen Teich auf dem Gelände. Ich lag in der Sonne und bekam die Augen kaum auf, weil ich von Medikamenten so benebelt war.

Nachts wurde ich oft wach, weil jemand laut über den Flur rief: »Wir fahren jetzt runter in die Pathologie.« Ich bildete mir ein: Links und rechts sterben Menschen der Reihe nach weg, und irgendwann bin ich vielleicht dran. Was in mir aber die größte Panik auslöste, war, dass ich keine Kontrolle über die Medikamente hatte, die man mir gab. Seit man mir, als ich sieben Jahre alt war, Sklerodermie diagnostiziert hatte, hatte ich meine Krankheit wie auch mein Leben selbst gemanagt. Ich habe meine Pillen, auch später in der Charité, immer überprüft, nie einfach geschluckt, was man mir hingelegt hat. Doch nun, nach der Transplantation, wurden mir irgendwelche Substanzen in den Zugang im Hals injiziert, ohne mich in die Entscheidung darüber einzubeziehen. Ich konnte und wollte aber auch jetzt die Verantwortung für meinen Körper nicht abgeben. Ich hatte panische Angst. Selbst meine Schwester hatte mich vorher nie so panisch gesehen. Es gab Momente, in denen ich mich gegen alles wehrte, auch gegen die Medikamente. Mit dem Ergebnis, dass man mir zusätzlich auch noch etwas zur Beruhigung spritzte. Das war ein untragbarer Zustand. Daniel kam aus Frankfurt nach Berlin und blieb einen Tag lang bei mir. Ich war zwar bereits extubiert, hatte aber noch keine Sprechkanüle, die es ermöglicht, trotz operativer Öffnung der Luftröhre zu sprechen. Dass Daniel kam, war ungeheuer wichtig für mich, weil er mir so vertraut ist. Wir verstanden uns auch nonverbal, über Augen, Mimik, Schreiben auf der Tafel. Das alles mit einer Ruhe, mit der es Daniel sogar schaffte, mir meine Panik zu nehmen. Er gab mir an diesem Tag das Gefühl, dass es einen Weg aus dieser Situation geben könnte. Als er ging, dachte ich, dass wir an diesem Tag eines der besten Gespräche unseres Lebens hatten.

Später erst habe ich verstanden, dass auf der Intensivstation keine Zeit dafür ist, sich um die Psyche der Patienten zu kümmern: Man ist pausenlos damit beschäftigt, Leben zu retten. Die Pfleger sind alle hervorragend, allen voran zum Beispiel Hans. Hans begriff, wie wichtig der viele Besuch für mich war, dass ich nur unter Menschen funktionieren kann. Mit Hans wettete ich, dass ich *ihn* irgendwann im Rollstuhl über die Station schieben würde – nicht mehr er mich.

Eines Tages durfte ich wieder raus an die Luft, gemeinsam mit Angi und Chris. Ich wurde plötzlich sehr müde und wollte schnell wieder ins Haus. Hans gestand mir dann, dass er die Sauerstoffzufuhr auf null gestellt hätte. Er meinte: »Ich war mir sicher, dass du es schon kannst. Und ich war ja bei dir.«

Der Pfleger Hans war es schließlich, der mir auf der Intensivstation Laufen und Atmen beigebracht hat. Er meinte danach: »Nein, das habe nicht ich gemacht, sondern du – mit deinem Willen und deinem Ehrgeiz.« Klar, dass Hans mein Freund wurde.

Lange vor meiner Transplantation war ich im Klinikpark auf einen Mann getroffen, der bereits transplantiert worden war. Er sprach mich an, und ich setzte mich zu ihm. Er sagte mir dann etwas, das ich damals noch nicht richtig verstand, das sich mir jedoch sehr eingeprägt hat: Er meinte, ich müsse nach dieser schweren Operation Durchhaltevermögen und Kraft haben, bis es eines Tages *Klick* machen würde. Eines Tages würde ich das deutliche Gefühl haben, dass sich etwas grundlegend ändert, und das sei dann das Zeichen dafür, dass es voranginge, dass ich das Schlimmste überstanden hätte.

Als ich von der Intensivstation auf die Transplantstation verlegt wurde, hatte es bei mir noch nicht *Klick* gemacht. Ich empfand das sogar als Rückschritt in meiner Entwicklung als transplantierte Patientin. Auf der Intensivstation hatte ich eine Rundumbetreuung erlebt, hier war es jetzt anders. Ich lag in einem sehr kleinen Zimmer, nur durch ein Dachfenster sah ich ein wenig vom Himmel. Wenn er grau war, sah ich nur grau. In diesem Zimmer plagten mich Ängste vor dem, was mir in der nächsten Sekunde passieren könnte.

Circa acht Wochen nach der Transplantation konnte ich schon ein paar Schritte gehen, sogar ein paar Treppen steigen. Und ich konnte allein atmen. Es endlich geschafft zu haben, ohne die Beatmung und den belastenden Sauerstoffschlauch zu atmen, machte mich unheimlich glücklich. Dennoch war diese Angst da: Ich konnte, nach vier Jahren Unterstützung und Abhängigkeit von Sauerstoffgeräten, meiner neuen Lunge und mir noch nicht völlig vertrauen.

Eines Tages, als meine Mutter und meine Freundin Ina bei

mir waren, brachten wir meine Mutter abends zum Taxi. Ich dachte: Heute ist ein Tag, der so war, wie meine Mutter ihn sich immer für mich gewünscht hat. Ich war draußen, ich habe allein geatmet, ich konnte laufen, jetzt geht es schon richtig gut.

Ina und ich gingen in mein Zimmer. Ina, die meine Ängste kannte, entschied sich spontan, bei mir zu schlafen.

Transplantierte bekommen nach der Operation Kortison, um das Risiko einer Abstoßung des neuen Organs zu mindern. Da ich auch vor der Operation jahrelang Kortison eingenommen hatte, war die Darreichungsmenge in meinem Fall schwieriger einzuschätzen als bei Menschen, die vor der OP kein Kortison genommen hatten. Bei der Visite wurde für mich eine neue Dosierung festgelegt, abends sollte ich mit der Einnahme beginnen. Ich hatte kein gutes Gefühl dabei, fügte mich aber, weil ich ja kein Mediziner bin.

Im Bett gab ich dann plötzlich Gluckser von mir, wie ein quakender Frosch. Ich fühlte mich schwer. Da wir wussten, dass im Nebenzimmer gerade wieder ein Notfallpatient behandelt wurde und viel Hektik herrschte, riefen wir erst mal keine Schwester. Ina und ich hatten dennoch Spaß und amüsierten uns über alles Mögliche.

Bevor wir einschliefen, sagte ich zu Ina: »Es drückt so auf meine Lunge, als wäre da etwas, was raus will, das ist unangenehm.«

Ich schlief ein, wachte wieder auf, dämmerte vor mich hin; es wurde immer unangenehmer. Ich konnte immer schlechter atmen. Wie alle meine Freunde konnte Ina Monitoring lesen und sah, dass die Sauerstoffsättigung rapide abfiel. Sie rannte auf den Flur und schrie nach den Schwestern, nach Pflegern, dem Arzt. In dem Moment, als sie alle ins

Zimmer gestürmt kamen, saß ich auf der Bettkante und spürte, dass meine Lunge sich nicht mehr bewegte. Ich konnte kaum noch atmen.

Ich sagte: »Ina, ruf sofort meine Mutter an!« Was sie auch tat und sagte: »Christel, komm sofort hierher!«

Ich war mir sicher, dass meine Mutter es nicht mehr schaffen würde. Ich sah meine Freundin an und sagte: »Ina, ich sterbe.«

Diesen Satz hatte ich noch niemals in meinem Leben gesagt, nicht einmal ernsthaft gedacht.

Durch meine komplizierte Vorgeschichte und die generell schwierige Situation eines jeden Transplantierten, vielleicht auch durch die neu eingestellte Medikation waren mir vier Liter Wasser in die frisch transplantierte Lunge gelaufen. In dieser Nacht war ich mir sicher zu sterben. Und ich hatte das ekelhafte Gefühl, einfach nur machtlos zu sein.

Angesichts meines Zustandes waren wir alle wie unter Schock. Ina sagte zu mir: »Nein, Claudi, du stirbst heute nicht! Du wirst jetzt mit mir atmen! Schau mich an! Schau mich an! Lass die Augen offen, schau mich an!«

Dann begann Ina, mich beim Atmen mitzuziehen: »Ein, aus, ein, aus …« Aber es klappte nicht, weil die Lunge bis oben hin mit Wasser gefüllt war.

Den Arzt nahmen wir schon gar nicht mehr wahr, wir konzentrierten uns nur noch auf uns beide. Es war gegen sieben Uhr morgens, als ich sagte: »Ina, ich werde jetzt ohnmächtig.«

Ich wäre jedoch nicht ohnmächtig geworden, ich wäre gestorben.

Ina fing an zu schreien. Ich hatte sie noch nie so erlebt,

denn Ina ist eigentlich niemand, der schreit, sie ist sehr kontrolliert. Ina schrie panisch den Arzt an. Der hatte inzwischen die Oberärztin der Station informiert, die schon im Haus war, zufällig, weil sie vor ihrem normalen Dienst noch einen Vortrag vorbereiten wollte. Sie kam angerannt und sagte sofort: »Claudi, Ina muss hier raus!«

Sie versuchte Ina rauszuschicken. Ina entgegnete: »Claudia lässt sowieso nicht zu, dass Sie mich rausschicken.«

Die Ärztin forderte: »Claudia, du musst Ina jetzt rausgehen lassen. Ich bin jetzt hier. Wir schaffen das. Und du stirbst jetzt nicht. Du stirbst nicht, weil ich hier bin!«

Als die Oberärztin mit dem Bronchoskop in meine Lunge ging, kam ihr eine Ladung Wasser entgegen. Sie hatte keine andere Wahl, als mich wieder zu intubieren. Der Tubus wurde reingeknallt, es wurde literweise Wasser aus meiner Lunge gepumpt – und ich ans Beatmungsgerät angeschlossen. Es ging zurück auf die Intensivstation. Auch das Reanimationsteam war noch angerannt gekommen.

Als meine Mutter eintraf, war das Schlimmste für sie, dass es das Ende eines Tages war, an dem zunächst alles besser als sonst zu klappen schien, und nun sah sie mein leeres Zimmer, in dem noch mein mit der Schere durchtrenntes, pinkes T-Shirt lag.

Ich fragte mich, wie sie und Ina das alles verkraften sollten.

Ina erzählte mir später, dass sie auf dem Weg von der Klinik ins Büro ihre Mutter und Freunde angerufen und immer dasselbe gesagt hatte: »Das war der erste Tag, an dem Claudi sich gut gefühlt hatte, wie soll sie diese Nacht verarbeiten? Wer wird ihr das erklären können, wie soll sie das begreifen?«

Als ich auf der Intensivstation aus der Narkose aufwachte, saß meine Mutter an meinem Bett. Ich zog ständig an dem Tubus. Ich konnte nicht sprechen, wollte aber irgendjemandem begreiflich machen, dass ich das Ding nicht in meinem Hals haben wollte. Ich wusste doch, dass es nicht gut für meine neue Lunge war, wenn sie intubiert wurde. Außerdem wollte ich um nichts in der Welt in diesen Zustand zurück: intubiert, beatmet, nicht sprechen können. Nicht nach all dem, was hinter mir lag, und nach allem, was ich schon wieder erreicht hatte.

Die Ärzte debattierten, der Tubus könne nicht raus, dafür wäre ich viel zu schwach. Ich hörte das, konnte aber nichts entgegnen, und dachte: Nein, ich bin nicht zu schwach, ich bin stinksauer, aber nicht zu schwach!

Ein Arzt hielt mir seine Hand hin und sagte: »Gut, Claudia, wenn du stark genug bist, meine Hand zu drücken, dann können wir darüber nachdenken, den Tubus rauszuziehen.«

Ich glaube, diesem Mann hat noch nie jemand so die Hand gequetscht wie ich an diesem Tag. Er sagte: »Ist gut, ist gut …«

Sie entfernten mir den Tubus aus dem Hals. Noch bevor er ganz draußen war, fing ich an zu schreien. Zum ersten Mal in meinem Leben schrie ich alles aus mir heraus.

Wenn Ina nicht da gewesen wäre, hätte ich diese Nacht nicht überlebt, weil ich mit dem Wasser in der Lunge auch niemanden mehr hätte rufen können. Ich wäre wahrscheinlich gestorben. Es besteht immer das Risiko, dass frisch transplantierte Lungen abgestoßen werden. Zum Beispiel durch Medikamente können sich die Zustände in einem Körper auf unvorhersehbare Weise verändern. Eine Transplantation ist einfach eine sehr komplexe und heikle Angelegenheit.

Mich hatte diese Nacht traumatisiert. Meine Psychologin kam zu mir auf die Intensivstation. Ich beschloss, darauf hinzuarbeiten, so schnell wie möglich wieder rauszukommen. Zurück auf der Transplantstation nahm ich mir vor, es allein zu schaffen, niemanden bei mir schlafen zu lassen, damit ich gar nicht erst verinnerlichte, nach diesem Erlebnis müsse jetzt immer jemand bei mir sein. Mein Ziel war es, so schnell wie möglich in die Rehaklinik zu kommen.

Die Ärztin, die mir in der grauenvollen Nacht schließlich das Leben gerettet hatte, kam irgendwann zu mir und sagte: »Jemand wie du, mit so klarem Verstand und der Fähigkeit, seinen Körper zu fühlen, wird mit einem transplantierten Organ sehr gut leben und alt werden können.«

Ich hatte niemals das Gefühl gehabt, lebensgefährlich bedroht zu sein, nur in dieser einen Nacht, da hatte ich es. Ich war nicht in der Lage gewesen, mit dem Arzt zu kommunizieren, der in dieser Nacht vor mir gestanden hatte. Nichts hatte mehr in meiner Hand gelegen. Ich war mir sicher gewesen, wenn nicht irgendetwas geschieht, würde ich sterben. Ich hatte in diesem Moment klar denken können. Und war gleichzeitig voller Panik.

Noch acht Wochen vorher, als ich auf eine Lunge gewartet hatte, wäre ich bereit gewesen loszulassen. Ich glaube, wenn man physisch keine Kraft mehr hat, ist man eines Tages bereit, auch psychisch loszulassen. Ich war nicht bereit, gewesen, während der Operation loszulassen. Und ich war erst recht nicht bereit gewesen, in dieser Nacht loszulassen, als sich vier Liter Wasser in meiner Lunge stauten.

Als ich auch diese Nacht überlebt hatte, machte es plötzlich *Klick* in mir. Ich sagte mir: Wenn meine frisch transplantierte Lunge mit mir zusammen aushält, literweise mit Wasser durchspült, abgepumpt und intubiert zu werden, dann kann diese Lunge nur mein Freund sein, dann will diese Lunge, genau wie ich, leben. Die Lunge hätte in dieser Nacht die Chance gehabt, mir zu zeigen, dass sie nicht mit mir leben will.

Ich musste an den transplantierten Mann auf der Parkbank denken, der mir geraten hatte durchzuhalten, bis es *Klick* machen würde, der mir prophezeit hatte, dass es eines Tages so weit sein würde und ich es dann endlich geschafft hätte. Für mich war es nach der Nacht so weit, in der ich den Tod bereits gefühlt hatte.

Ina

Mein Schatz,

Du weißt, wie schwer ich mich mit dem gesprochenen und geschriebenen Ausdruck meiner Gefühle tue, aber wie bei keinem anderen Menschen fühle ich eine absolute Leichtigkeit beim Schreiben der Worte Mein Schatz. *Und das ist so, weil es eben genau so ist, und das ist ein solch seliges Gefühl. Danke, dass wir den Weg bis zu eben diesem Gefühl gemeinsam gegangen sind. Mal bin ich vorausgerannt, ein anderes Mal bist Du ein wenig schneller gegangen. Manchmal sind wir auf der Stelle getreten, oder einer ist nach rechts statt geradeaus gegangen … Aber in all der Zeit haben wir immer eines getan: uns nach dem anderen umgesehen und ihm die Hand gereicht. Keiner hat zu irgendeinem Zeitpunkt unserer Freundschaft versucht, den anderen zu ändern oder zum Gleichschritt zu zwingen. Wir haben uns stattdessen die Zeit gelassen, miteinander zu wachsen.*

Das ist eine Erfahrung, die ich in meinem Leben so nicht mehr machen werde, und ich wäre sicher nicht die, die ich heute bin, wenn wir uns nicht getroffen hätten.

Auch weil wir uns das eine oder andere Mal große Mühe gegeben haben, um zueinander zu finden, woran neben unseren Persönlichkeiten natürlich auch die Umstände einen maßgeblichen Anteil hatten. Aber das ist das Leben, und wir haben's einfach umarmt. Auch das habe ich mit Dir gelernt – und in diesem schweren Moment im Herzzentrum war auch ich so weit, das Leben selbst in einer Situation ganz fest zu packen, in der es alles andere als sicher schien. Keine Sekunde habe ich daran gezweifelt, dass Du es schaffst. Nicht einmal, als Du es mir ins Gesicht gesagt hast. Erst im Nachhinein wurde mir bewusst, was für ein wahnsinniger Moment das war. Und wie wir ihm getrotzt haben.

Und jetzt stehen wir hier und gehen Hand in Hand. Ist eh viel besser. Dann können wir uns nicht verlaufen. Und wir können uns immer problemlos einander zuwenden und uns alles, alles, alles direkt ins Gesicht sagen. Wieder etwas, das ich mit Dir gelernt habe.

Deine Freundin Ina

TELTOW, AUGUST 2007

Im August 2007 kam ich vom Krankenhaus in die Rehaklinik in Teltow. Es war ein gewaltiger Schritt. Man wird dorthin nur entlassen, wenn man einigermaßen stabil ist, die Werte stimmen und man infektionsfrei ist.

Als ich ankam, weinte ich, so überwältigt war ich von allem. Ich hatte Angst, weil ich nicht wusste, ob ich es dort schaffen würde. Angi und meine Mutter standen vor mir und sagten: »Natürlich schaffst du es! Wir haben doch schon ganz andere Dinge geschafft, Claudi! Von jetzt an haben wir eine Basis, auf der wir kämpfen. Jetzt haben wir etwas in der Hand.«

Mein Vater kam, um mir Mut zu machen.

In Teltow war nachts nur noch eine Krankenschwester für eine riesige Abteilung zugegen – und ein Arzt. Dort zu sein, gab mir das Gefühl, wieder eigenständiger zu leben. Ich machte Sportprogramme mit und begann unter anderem meine Muskeln aufzubauen.

Teltow liegt außerhalb von Berlin, doch meine Freunde kamen auch dorthin. Und es kamen Freunde, die ich in der letzten, der schwierigen Zeit nicht mehr gesehen hatte. So besuchte mich Matze, und er dachte: »Ist ja krass, jetzt fahre ich zu Claudi und bringe ihr eine Pizza mit. Das wäre vor vier Wochen noch undenkbar gewesen.«

Ich trug immer noch weiße Handschuhe und diesen riesigen Mundschutz und war in vielem noch sehr unsicher. Ich hatte Hunger, fragte mich aber ständig, ob ich die Pizza essen dürfte. Ich fragte mich, aus welcher Küche sie kam, ob sie schon mal kalt gewesen war, welchen Bakterien und Keimen ich mich aussetzen würde. Als Till mich besuchte, war ich nicht sicher, ob ich aus einer Colaflasche trinken dürfte oder ob sie schmutzig sein könnte. Ich war in dieser Zeit sehr verunsichert und vorsichtig. Wie allen Transplantierten hatte man auch mir eine Liste mitgegeben, auf der stand, was ich alles nicht essen durfte: Nüsse, Fisch, Rohes, Schokolade – alles verboten.

Alles muss sauber sein. Man sollte so wenig wie möglich anfassen, sich bloß nicht irgendwo anstecken. Das ist auch richtig so, denn das Immunsystem eines kürzlich Transplantierten kann wegen der extrem hohen Dosen an Immunsupressiva noch nicht viel abwehren. Wenn mich am Anfang Freunde umarmen wollten, fragte ich immer: »Seid ihr gesund, habt ihr wirklich nichts?«

In Teltow fanden wir schnell ein schönes Restaurant, in das wir oft essen gingen. Ich saß dort mit Chrissi und Jojo, meinem Mundschutz und meinen Handschuhen und desinfizierte erst einmal das Besteck. Ketchup und Ähnliches musste für mich grundsätzlich abgepackt sein, bloß nicht aus Eimern! Plötzlich kam ein Hund angelaufen und rieb sich an meinem Bein. Ich wollte entsetzt schreien, doch dazu fehlte mir die Kraft, es kam nur ein leises »Ahh« aus meinem Mund. Ich nahm mein Desinfektionsspray, desinfizierte mich, sah kurz den Hund an und sprühte dann auch ihn komplett ein.

Meine Mutter, Freunde und ich machten auch schon öfter Ausflüge. Zum Beispiel brauchte ich mal neue Jogginganzüge. Ich traute mich nicht in den Laden, mit den vielen Menschen und Klimaanlagen, weil die wegen der Luftzirkulation immer ein Herd für Viren und Bakterien sind. Loretta sprang rein, ich stand draußen, Loretta kam mit Anzügen raus, ich sagte, welche mir gefielen, und sie kaufte sie dann.

In der Reha versuchte ich, so eigenverantwortlich wie möglich zu leben. Ich wollte so schnell wie möglich nach Hause, so schnell wie möglich zurück in mein altes Leben. Ich tauschte mich zwar mit anderen Patienten aus, war aber nicht darauf aus, tiefe Freundschaften zu schließen. Das hatte viele Gründe. Einer von diesen war sicher, dass mir die Gegenwart der anderen Kranken Angst machte, dass ich die Gedanken an die Vergangenheit hinter mir lassen wollte. Deshalb wollte ich keine Gespräche darüber führen, wie viele Tabletten ich nehme, wie ich sie dosiere, was der eine oder andere Arzt gesagt hatte oder wie es im Herzzentrum gewesen ist.

Ich habe das Leben nach der Transplantation nie als »mein neues Leben« gesehen. Ich wollte einfach nur weiterleben.

Mit meiner Schwester trank ich auf einer Bank Sekt auf unseren Erfolg. Ich ließ mir meine ganzen Arbeitsunterlagen in die Reha bringen, sämtliche Ordner, die Post. Ich stellte Anträge, dass bei mir auch jemand übernachten darf, aber ich blieb auch oft mal einen Tag oder einen Abend allein. Ich wollte nicht nach Hause, bevor ich offiziell entlassen wurde. Ich wollte erst zurückkommen, wenn ich dort auch schlafen und bleiben durfte. Ich war inzwischen fünf Monate nicht mehr zu Hause gewesen.

Es war Sommer in Teltow, und alles wirkte auf uns sehr unwirklich: Dass ich wirklich stehen und gehen konnte, dass ich Treppen steigen und Spaziergänge machen, dass ich ohne Sauerstoffgerät atmen konnte – und vor allem: dass ich nicht mehr hustete. Vor der Transplantation hatte es keine Minute ohne den Husten gegeben.

Doch ein Sicherheitsgefühl wollte sich auch in der Reha

noch nicht wirklich einstellen. Ich musste anfangen, meinem Körper zu vertrauen, an mich zu glauben und auch ein paar Dinge so zu akzeptieren, wie sie sind. Ich glaube, dass ich durch die Erfahrung, kurz vor dem Tod gestanden zu haben, gelernt habe, mit meinem Körper anders umzugehen. Ich habe die Erfahrung gemacht, dass der Körper ein zerbrechliches Konstrukt ist, und nun hatte ich Angst, dass er doch noch zerbrechen könnte. Vor allem aber davor, dass mir jemand wieder nehmen könnte, was ich jetzt gewonnen hatte. Vor der Transplantation hatte ich gesundheitlich nichts mehr zu verlieren, jetzt, danach, hatte ich alles zu verlieren. Außerdem verfolgte mich immer derselbe Gedanke: alle, die mit mir durchgehalten hatten, all die Widrigkeiten, die wir zusammen durchgestanden hatten – die Listung, das Warten, die Bauch-OP, die beinah verlorene Hand, die Mykobakteriose, die Transplantation, die Not-OP und schließlich die Komplikationen, die mich beinahe umgebracht hätten – der Gedanke daran, dass all das für uns alle umsonst gewesen sein könnte, verfolgte und quälte mich.

Meine Familie, meine Freunde und ich haben einfach nicht aufgehört, immer wieder anzufangen. Oder haben einfach immer weitergemacht. Das gab mir, das gab uns Sicherheit.

Im August 2007, drei Monate nach der Transplantation, durfte ich nach Hause.

Kirsten

Ich lernte Claudia bereits im Winter 2002 kennen. Sie hatte vorher schon gute Erfahrungen mit Feldenkrais gemacht und wollte diese Arbeit nun in Berlin fortsetzen. Ich war von ihrer Geschichte fasziniert.

Feldenkrais-Stunden sind nonverbal, aber mit Claudia ist es anders. Themen wie Freundschaft, Beziehungen, Familie haben sie stets beschäftigt, und ihr Bedürfnis nach Austausch ist ungebrochen. Als sie lange in der Klinik war, habe ich dort wöchentlich mit ihr gearbeitet.

Vor der Transplantation hat sie stets gehustet, konnte keine Treppen steigen und geriet leicht außer Atem. Ich trug Claudia huckepack, und sie hatte eine Sauerstoffflasche dabei. Nach der Transplantation im Mai kam sie bereits im September wieder zu mir. Ich war beeindruckt, dass sie allein die Treppen hochkam, ohne aus der Puste zu sein – und nicht mehr hustete. Und Claudias Lachen hatte sich verändert; vor der Transplantation war ihr Lachen von oben aus dem Hals gekommen, nun kam es aus dem Bauch. Ihre Stimme war dunkler geworden. Vor der Operation hatte sie immer zwei Handys an, hörte auf jedes Klingeln und sah sofort auf jede SMS, die hereinkam, immer war sie in totalem Kontakt, und ich fragte mich oft, wie sie das bloß aushielt, nie mit sich allein sein zu können. Selbst wenn sie hier bei mir war, waren manchmal mehrere Leute um sie herum und wollten etwas von ihr, und wenn es nur war, sich danach zu erkundigen, wie es ihr geht. Natürlich hing dieses Nie-allein-Sein auch mit ihrem Gesundheitszustand und der Listung zusammen. Ich habe das Gefühl, dass sie es heute genießt, auch mal allein oder nicht erreichbar zu sein.

Claudia erzählte mir erst lange nach ihrer Operation, dass die Hälfte des Ärzteteams vor der Transplantation gemeint hatte: »Die operieren wir nicht mehr! Die bringen wir sonst heute Nacht um.«

Ein Arzt hatte entgegnet: »Da draußen warten 18 Leute, und die Patientin hat vier Jahre auf eine neue Lunge gewartet. Ich werde nicht da rausgehen und der Mutter und der Schwester die Nachricht überbringen, dass nicht mehr operiert wird!«

Bei der Operation musste Claudia mehrmals reanimiert werden. Als der Brustkorb geöffnet war, erlebte einer der Ärzte, der ursprünglich gegen die Operation gewesen war, dass vom OP-Tisch, von Claudia eine Energie ausging, die den ganzen Raum erfüllte.

Es war und ist Claudias Lebensenergie.

Zurück zu Hause ging ich als Erstes in mein Zimmer, nahm die dort noch stehenden *Dicodid*®-Ampullen, brach sie auf und schüttete sie unter Tränen ins Waschbecken. Ich war so froh, dass ich sie nicht mehr brauchte und nach der Transplantation auch diesen Horror überstanden hatte. (Später gab es immer wieder Momente, in denen ich das abendliche Ritual vermisste, mit diesem Zeug runterzukommen und mich in ein Wohlgefühl zu versetzen.)

Das erste Mal nach fünf Monaten wieder zu Hause zu sein, war überwältigend. Mein Vater war da, Angi, meine Mutter, mein Bruder.

Meine Mutter begleitete mich in die Charité. Frau Giesler, das Pflegepersonal der Station 149 und meine Ärzte zählten mit zu den Ersten, die ich sehen wollte. Professor Witt, Dr. Hanitsch, Dr. Carstensen, Frau Dr. Pasligh. Das Wiedersehen mit ihnen war ergreifend.

Zurück zu Hause frühstückten wir gemütlich. Nachmittags gingen Christian und ich Golf spielen, ich schlug Bälle ab – das war unfassbar! Abends zurück in der Wohnung, klingelte es plötzlich an der Tür. Ich öffnete. Dort standen alle meine Freunde, jeder mit einer Blume in der Hand. Das hatten Angi und Chris organisiert.

Von der Rehaklinik aus hatte ich mich um eine ambulante Reha gekümmert, denn ich wollte auf keinen Fall in ein Herz-Kreislauf-Zentrum. Mein Freund Paul wusste von einer ambulanten Reha, in die viele Fußballer und Profisportler gehen, und gab mir die Telefonnummer von Thomas Sennewald, einem der beiden Chefs. Dieser hörte sich mein Anliegen an und meinte: »Klar kannst du herkommen, aber du musst dann ein bisschen helfen. Du musst sagen, was geht und was nicht.«

Ich meldete mich für die erste Stunde an. Das war meine erste Begegnung mit Sarah, meiner Trainerin. Sie hatte noch nie einen Trainingsplan für einen Transplantierten ausgearbeitet und machte das nun hervorragend – wir verstanden uns sehr gut.

Am 9. August war ich entlassen worden, am 10. August musste ich zu einer Untersuchung ins Herzzentrum, danach wollten meine Mutter, Angi und ich in den Urlaub an die Ostsee fahren. Einen Tag nach der Untersuchung, also zwei Tage nach der Entlassung aus der Reha, wurde ich aus dem Herzzentrum angerufen, und man teilte mir mit, dass meine Blutwerte CMV anzeigten. CMV ist ein Virus, den man mir mittransplantiert hatte; nun war er aktiv geworden. Das Risiko, dass dieser Virus im Gewebe steckt, kann leider vor einer Transplantation nicht ausgeschlossen werden, daher muss man es bewusst eingehen.

Ich war noch keine zwei Tage wieder zu Hause und sollte zurück in die Klinik – ins Herzzentrum! Ich ging total auf die Barrikaden. Meine Mutter klärte mit Professor Witt, dass ich zu ihm in die Charité dürfe. Ich hätte es psychisch nicht verkraftet, zurück ins Herzzentrum zu gehen.

Ich bekam Infusionen mit einem sehr starken Medikament, das diesen Virus abtöten sollte. Zwischen den Infusionen ging ich trotzdem zur Reha. Die Reise ans Meer fiel aus.

Wir hatten nach der Transplantation versucht, mich von der Öffentlichkeit abzuschotten. Ina und die anderen hatten sich um all die Junge-Helden-Angelegenheiten bestens gekümmert. Und trotzdem war klar, dass sich manche ihre Gedanken machten, weil ich drei Monate abgetaucht war. Wenn ich nicht wollte, dass irgendein Journalist etwas schriebe, das ich nicht beeinflussen konnte, musste ich an die Öffentlichkeit gehen. Ich entschied mich, dies bei Johannes B. Kerner zu tun. Am 4. September 2007 saß ich in der Sendung. Mit dabei Ina, Arend, Loretta, Tati und Pascal. Die Infusionen konnte ich auch dabei nicht unterbrechen. Kathi, eine Freundin, die in Hamburg Ärztin ist, kam nach der Sendung ins Hotel und legte mir diese.

Bis Mitte Oktober fuhr ich morgens in die Klinik und ließ mir die Infusionen geben, bis der Virus in mir komplett abgetötet war. Ich ging zur Reha, zu regelmäßigen Untersuchungen, zur Psychologin, zum Feldenkrais. Und ich lebte!

Eines Tages stieg ich in Berlin aus dem Auto meiner Mutter aus und plötzlich stand Matthias Schweighöfer, einer unserer Jungen Helden, vor mir. Er sah mich an, kam auf mich zu und nahm mich in den Arm.

Die Begegnungen mit anderen nach der Transplantation waren immer sehr bewegend. In ihrem Blick lag immer dieser Gedanke: Krass, du hast es wirklich geschafft!

Viele standen vor mir und starrten mir auf den Brustkorb, alle wollten wissen, wie die Narbe verläuft, und fragten: »Und da drin ist jetzt also irgendwas anderes?«

»Und jetzt kannst du ganz normal atmen?« »Und du hustest gar nicht mehr!« Das war immer das Erste: »Der Husten ist weg?«

Meine Lieblingsnudeln sind Feigennudeln, die es beim Mädchenitaliener in Berlin gibt. Als Eva und ich das erste Mal von der Reha aus dort waren, zählte ich auf, was in meine Nudeln alles nicht hineindürfe: keine Fenchelsalami, kein Mohn, kein Pfeffer, keine Kräuter. Der Kellner lachte und fragte: »Möchtest du die Nudeln vielleicht nur mit Feigen und Balsamico-Honig-Soße?«

Bei jedem Mal, das ich danach wieder dort war, durfte ich eine Zutat mehr essen. Irgendwann bestellte ich sie so, wie sie auf der Karte stehen. Der Kellner sagte: »Wow, tatsächlich, wie auf der Karte?« Ich sagte: »Ja.« Und er meinte: »Glückwunsch!«

Prof. Dr. med. Christian Witt

Ehrlich gesagt hatte ich keine allzu großen Hoffnungen, als ich Claudia zum ersten Mal, 2002, sprach, denn eine so ausgeprägte Kollagenose mit Lungenbeteiligung wie diese Sklerodermie hatte ich nur wenige Male bei einem Patienten gesehen. Ich hatte mich bereits sehr intensiv mit dieser seltenen systemischen Rheumaerkrankung beschäftigt und auch darüber habilitiert.

Es gelang mir, Claudia anfangs zu stabilisieren. Sie war eine sehr dankbare, sehr sympathische Patientin. Ich habe mich stets über ihr freudiges, ihr optimistisches Auftreten gefreut. Offen, jung – und doch bereits weise durch ihre Krankheit geworden. Kranke junge Menschen müssen mit Widrigkeiten umgehen, leider, und das lässt sie in ihrem Tun schnell erwachsen werden. Gesunde haben so große physische Ressourcen, dass sie diese kaum nutzen können. Kranke haben kaum Ressourcen und müssen aus diesen ihr Leben ziehen. Claudia hatte zu jeder Zeit, auch als sich ihr Zustand ab 2004 stark verschlechterte, Hoffnung. Und ich habe nichts ausgelassen, um ihr Hoffnung zu machen. Ein Arzt muss immer motivieren, er muss für das Leben kämpfen. Ansonsten ist er kein Arzt mehr. Deshalb habe ich die vielen Freunde und Familienmitglieder als wunderbar empfunden. Von mir aus hätte Claudias Zimmer so voll mit Menschen sein können, dass ich gar nicht mehr hineinkam. Denn es war klar, wenn ich aus zeitlichen Gründen nicht mit ihr reden kann, dann sind immer genügend andere Menschen da.

Es ging darum, dieses Mädchen am Leben zu erhalten. Und jede Hilfe war willkommen, weil man als Arzt nicht alles mittragen kann.

Claudia hatte in der Charité eigentlich keinen Grund zu lachen, wirklich nicht! Und doch hat sich mir das Bild eingeprägt: Claudia im Rollstuhl, mit Sauerstoff, den Klinikflur entlangfahrend. Sie sieht mich – und lächelt, wenn auch angestrengt. Und das in einer Zeit, als ich dachte, die Natur würde uns überholen.

Dazu muss man wissen, dass jeder dritte Patient in der Wartephase auf eine Lunge stirbt. Es ist viel, wenn ein Drittel nicht im Operationssaal ankommt!

Es gab Momente, in denen ich mich zurückhalten musste, um Claudia nicht zu sagen: »Du wirst es möglicherweise nicht schaffen können.«

Aber sie hat es geschafft!

Und sie hat es richtig gut geschafft. Claudias Geschichte ist die eines sterbenskranken Mädchens, das inzwischen bedingt gesund ist – durch eine Lungentransplantation.

Ein Arzt wie ich muss seine Arbeit machen. Oft begleitet er Patienten nur noch auf dem letzten Stück ihres Weges. Aber wenn er wie in Claudias Fall einen solchen Erfolg hat, dann ist es auch für ihn eine motivierende und stärkende Geschichte.

Nach der Kerner-Sendung war ich zumindest wieder für Junge Helden da. MTV fragte an, ob wir gemeinsam mit ihnen für die MTV Music Awards eine Party in München veranstalten würden. Ich bekam über Daniel telefonischen Kontakt zu Nik, einem Arzt, der Kontakte zur Münchner Clubszene hat, und den ich allein durchs Mailen und Telefonieren auf Anhieb mochte. Im Oktober buchte ich für alle Jungen Helden Flüge und organisierte Reisegruppen.

Ich war eigentlich noch nicht richtig im Leben zurück, hatte immer noch Angst vor Infektionen und fuhr deshalb erst mit dem Zug zusammen mit Angi nach Mainz, nach Hause, und von dort aus mit Martina, Angi und Julia weiter nach München. Die anderen saßen alle in einem Flugzeug – es war wie eine Klassenfahrt. Wir belegten ein ganzes Hotel. Jürgen und ich gaben eine Pressekonferenz. Abends war die Party im *P1*, einem bekannten Münchner Club. Dort waren über achthundert Leute und ein absolutes Gerangel am Eingang. Jemand von MTV meinte: »Du musst jetzt etwas sagen, Claudia!« Plötzlich stand ich wie vor der Transplantation wieder auf einer Bühne und dachte: »Krass, das ist jetzt echt eine andere Welt.«

Ich begrüßte die Leute und stellte Junge Helden vor. Es wurde unheimlich lustig. Jürgen, Angi, Chris, Matti und Loretta hatten die erste Barschicht. Andere waren an der Garderobe beschäftigt. Joko, Klaas und Matthias machten Kasse und stempelten. Immer wieder wurde jemand von uns interviewt oder fotografiert. Und auch ich arbeitete hinter der Bar mit.

Zwei Tage später waren Angi und ich mit Joko und Klaas auf der MTV-Preisverleihung; wir feierten mit den Jungs von den Beatsteaks und waren sehr fröhlich und ausgelassen. Es war unbegreiflich und fast unglaublich.

Gegen vier Uhr morgens kam ein Typ auf mich zu und sah mich bedeutungsschwer an: »Ah, dass ich dich hier sehe …« Er hielt meine Hand, schüttelte sie und ließ sie nicht mehr los. Er sagte: »Ich habe dich bei Kerner gesehen, und war, als die Sendung lief, an einem schwierigen Punkt in meinem Leben. Es war sehr düster um mich. Dann sah ich dich und hörte deine Geschichte. Und sah deine Augen und dein Strahlen. Ich dachte mir: Ich muss mein Leben jetzt auch endlich mal in den Griff bekommen.«

Er ließ meine Hand immer noch nicht los. Es war ein so skurriler Moment, zwischen den ganzen Promis, den Nicht-Promis, den Musikern, den Betrunkenen. Und ich fragte mich, was ich dem Mann jetzt Wertvolles sagen könnte. Hast du diese Phase überstanden? Geht es dir besser? Das alles kam mir sehr unpassend vor. Ich sagte: »Ah, schön, na dann alles Gute für dich«, und, ehrlich gesagt, ich konnte mit der Situation nicht umgehen.

Nik

Ich habe Claudi über eine Telefonkonferenz kennengelernt, weil ich in München recht gute Kontakte ins Nachtleben und für Junge Helden ein paar Türen aufgestoßen habe.

Claudia und ich hatten schon viele Stunden miteinander telefoniert, weil ich mitgeholfen habe, die Party zu organisieren, aber kennengelernt haben wir uns erst am dem Wochenende, als Claudi mit Freundinnen bei mir gewohnt hat. Wir sind sehr gute Freunde geworden.

Eigentlich glaube ich nicht an Mann-Frau-Freundschaften, aber mit Claudi pflege ich eine. Jeder von uns berät den anderen in verschiedenen Lebenslagen. Es ist ein ständiges Geben und Nehmen, ein An-einem-Seil-Ziehen. In unseren Telefonaten sprechen wir über alles und stehen uns zur Seite.

Jeder Tag, den man mit Claudi erlebt, ist beeindruckend. Ich erlebte sie und ihre Freunde zum Beispiel auf einer Pressekonferenz zum eigentlich ernsten Thema Organspende. Es wurde sehr viel gelacht. Es war inspirierend und ergreifend, wie positiv die Menschen aus dieser Konferenz hinausgingen.

Claudia gewinnt ihre Kraft sicherlich durch die vielen Leute, die sie auf einem Netz aus Liebe tragen. Gleichzeitig kümmert sich Claudi wie eine Glucke um die anderen.

Die Menschen um sie herum funktionieren wie eine Kommandokette. Es gibt ja bis heute Situationen, da findet man sich mit Claudia schneller in einem Rettungsfahrzeug oder Hubschrauber wieder, als man eigentlich möchte und bewegt sich quer durch die Republik. Man muss sich das so vorstellen, dass sich fünfzig Leute gegenseitig die Hände geben und aus den Fingern ein Netz bauen. Auf diesem Netz ruht Claudi. Sie lebt darauf und zieht daraus Energie.

Als Mediziner denkt man hin und wieder darüber nach, weshalb manche Menschen mit einer Diagnose kürzere Zeit leben als andere mit derselben Diagnose. Ich bin kein religiöser Mensch, aber ich glaube ein bisschen an Karma, daran, dass der Gesamtenergielevel stimmen muss. Claudi hat viel Energie, weil sie selbst auch viel Energie an andere gibt. Das ist einzigartig und beeindruckend für mich.

Claudia füllt einen Raum, sobald sie ihn betritt, so viel Präsenz und Charisma hat sie. Als Politikerin wäre sie eine Waffe! Claudi versteht es, die Tage, an denen sie nicht in der Klinik liegt oder in einem Wartezimmer sitzt oder irgendwo mit einer Nadel im Arm, zu genießen. Einer ihrer beeindruckendsten Sätze ist: »Warum tue ich eigentlich immer allen Leuten leid? Ich tue mir doch auch selbst nicht leid!«

Wir waren fast eine Woche lang in München. Es waren Tage, die für mich etwas Unwirkliches hatten. Ich nahm die Blicke mancher wahr, die dachten: »Wahnsinn, jetzt hüpft sie hier schon wieder herum.« Aber der Weg dahin, dass ich ab und zu wieder hüpfen kann, war sehr steinig. Er hatte Höhen und viele Tiefen. Er war wie eine Achterbahnfahrt. Das ständige Auf und Ab werde ich wohl weiterhin erleben.

Als ich das erste Mal nach der Transplantation wieder in ein Flugzeug stieg und nach der Landung mein Handy wieder anschaltete, hatte ich unzählige SMS von Freunden bekommen. Es war gut gegangen. Als ich 2008 mit Freunden in London war, funktionierte der Aufzug einer U-Bahn-Station nicht. Wir stiegen 193 Treppenstufen hinauf. Das wäre ein Jahr zuvor für mich undenkbar gewesen.

In London hatte ich zwei unvergessliche Begegnungen. Ich traf Andi, der ein wichtiger Freund für mich wurde. Wir mochten uns auf Anhieb, es entstand eine so große Nähe zwischen uns; mit ihm kann ich bis heute über alles reden.

Bei einem Essen mit Freunden saß mir Dominik gegenüber, ein junger, sympathischer Anwalt, den ich an diesem Abend kennenlernte. Ich hatte nicht vor, ihm meine Geschichte zu erzählen, weil ich das in London einen Tag zuvor bereits gegenüber Andi ausführlich getan hatte. Zunächst unterhielten wir uns über ihn, seinen Job, die anstrengende Herumfliegerei. Irgendwann fragte mich Dominik, was ich so mache. Ich gab ihm die Kurzfassung: Krankheit, Transplantation, das Projekt Junge Helden, und dass ich gerade wieder zurück ins Leben komme. Kurz, knapp, schnell, so hatte ich es noch nie getan. Dominik antwortete ebenso kurz und atemlos: »Vor sieben Jahren ist mein Bruder in München über eine Straße gelaufen. Ein Taxi kam. Und hat ihn überfahren. Auf der Intensivstation wurde dann der Hirntod festgestellt. Wir haben alle seine Organe gespendet.«

An diesem Abend trennte Dominik und mich niemand mehr. Wir redeten bis morgens um vier Uhr. Wir beantworteten uns so viele Fragen, die uns niemand sonst je hatte beantworten können. Dominik hat eine Geschichte wie ich, nur genau aus der anderen Perspektive. Sein Bruder und er hatten eine sehr enge Beziehung; noch heute ist seine Wohnung voller Fotos von Frances. Frances beim Skaten, beim Surfen, Snowboarden.

In der Nacht, in der wir uns unsere Geschichte erzählten, nahm Dominik mich zum Abschied in den Arm und sagte: »Ich wünschte, es wäre die Lunge meines Bruders, die in dir atmet.« Ich sagte: »Ich wünschte auch, es wäre so.«

Ritchie

Claudia habe ich durch meinen Vater, Jürgen Vogel, kennengelernt. Der kennt Claudia schon aus der Zeit vor ihrer Transplantation. Damals war ich noch sehr jung und im Internat in England und hörte über Claudia immer nur aus Erzählungen.

Mein Vater ist ein großes Vorbild für mich, weil er seiner Schwester Knochenmark spendete und ihr dadurch das Leben rettete. Ich finde das eine großartige Tat.

Als dann Junge Helden gegründet wurde, kam ich über meinen Vater zu dem Verein, und es war klar, dass ich Junger Held werde. Ich habe mit 15 erlebt, dass eine meiner besten Freundinnen starb, weil sie nicht rechtzeitig eine neue Leber bekommen hatte.

Als ich Claudia kennenlernte, gewann ich sie sofort lieb. Sie ist äußerlich so ein kleiner, schwacher Mensch und innerlich so stark, das finde ich faszinierend. Sie durchlebt selbst sehr viel, und dabei setzt sie sich trotzdem stark für andere ein, das möchte ich durch meine ehrenamtliche Arbeit im Verein gern unterstützen. Ich kümmere mich seither immer mehr mit um die großen Veranstaltungen von Junge Helden, bei denen es viel PR gibt und dadurch große Aufmerksamkeit für das Thema Organspende. Dadurch, dass ich durch meinen Vater sehr viele Prominente kenne, haben wir zunehmend versucht, diese mit ins Boot zu holen, was uns auch bestens gelungen ist. Durch die Arbeit habe ich Claudia immer besser kennengelernt und bewundere, wie viel sie schafft, obwohl sie so viel mit ihrer Lunge zu tun hat. Wobei ich auch sagen muss, dass Claudia sich oft übernimmt. Sie versucht zu arbeiten wie ein gesunder Mensch und vergisst dabei, dass sie das nicht ist. Und Stress ist auch für gesunde Menschen nicht gesund. Ich habe mich oft gefragt, woher Claudia diese Energie nimmt. Auf jeden Fall zieht sie Kraft aus der Unterstützung durch ihre Familie und Freunde. Und aus der Chance auf einen Neuanfang.

Niemand von uns Gesunden kann sich vorstellen, wie es ist, an der Schwelle zum Tode zu stehen. Oder auch nur vor einer Operation, von der man nicht weiß, ob man sie überlebt. Oder nur in der Situation zu sein, nicht zu wissen, ob man überhaupt jemals operiert wird. Wenn man in solchen Situationen seine Lebensenergie nicht verliert, ist es bewundernswert.

Für Claudia gibt es kein Aufgeben. Auch nicht im Umgang mit Junge Helden. Sie versteht es, Leute zu motivieren, voranzutreiben. Sie ist ein super Teamführer. Sie sagt: »Du machst das, du schaffst das!« Sie geht mit den Leuten mit, bestärkt sie, wartet auf sie. Dadurch bleiben alle im Takt. Und durch all das hilft sie, den Menschen im Verein, den Menschen, die durch Junge Helden aufgeklärt werden wollen, und denen, die dadurch eines Tages vielleicht eine große Chance auf ein Organ, das sie brauchen, haben.

Das alles ist mir ein Vorbild. Ich werde später auch mal einen Verein gründen, mit dem ich anderen Menschen helfen kann.

BERLIN, MAI 2008

Im Mai 2008, genau ein Jahr, nachdem ich meine neue Lunge bekommen hatte, feierten wir ein großes Fest im *Strandbad Mitte.*

Alle kamen, meine Familie, meine Freunde, meine Ärzte, alle, die für meine Geschichte eine Bedeutung haben, waren aus Hamburg, München, Berlin, Freiburg, Mainz, aus Frankfurt gekommen.

Es gab eine Tischordnung, Essen wurde serviert, es sollte alles etwas ruhig und gediegen sein, denn es ging mir darum, an diesem Abend Danke zu sagen. Es sollte ein Fest für meine Freunde und Familie werden. Es war wunderbar, ein Jahr danach alle wiederzusehen. Nachdem meine Mutter am Anfang alle begrüßt und sich bedankt hatte, stellte ich mich nach der Hauptspeise auf eine Bank und erzählte, ohne mich wirklich vorbereitet zu haben, über jeden der Anwesenden, und darüber, welche tragende Rolle er in der Zeit des Wartens auf die Lunge oder in der Zeit danach für mich gehabt hatte. Ich erzählte es anhand der Geschichte, die mich mit der jeweiligen Person verbindet.

Es waren siebzig Leute auf meinem Fest; ich sagte zu jedem etwas. Ich redete eineinhalb Stunden.

Jürgen kam hinterher zu mir und meinte: »Wenn einer so lange, ohne Vorbereitung, Leute unterhält, sollte er über seine beruflichen Pläne nachdenken.« Und Ferdinand, ein Arzt des Münchner Herzzentrums meinte, dass mehr Mediziner einen solchen Abend miterleben sollten, dann wüssten sie umso besser, wofür sie sich engagieren und kämpfen.

Mein Vater, der mir an jedem Tag, den ich im Krankenhaus war, einen Brief geschickt hatte, schenkte mir ein Buch, das er für mich geschrieben hatte. Es heißt *Erinnerungen an den Mai 2007 – und die Zeit danach.*

Es beginnt so:

Es gibt im Leben Situationen oder Ereignisse, an die man von Zeit zu Zeit erinnert werden muss, damit sie nicht in Vergessenheit geraten.

Andere Ereignisse jedoch haben sich regelrecht in unsere Erinnerung gebrannt und tauchen in unseren Gedanken schon beinahe täglich mehrmals auf.

Und genau dies ist mein Anstoß: dass ein markantes Ereignis nicht zufällig eintraf. Es wurde lange darauf gewartet, und rief, als es dann plötzlich passierte, viele Menschen auf den Plan, die sich um dich versammelten und es miterlebten.

Jeder hat eigene Erinnerungen an diese Zeit.

Meine Erinnerung und Empfindungen will ich hier niederschreiben, nicht, damit man sich an mich, sondern an das Ereignis selbst erinnert, und beim Lesen die eigenen erlebten Augenblicke wieder wach werden können.

Dir, liebe Claudia, soll es ein wenig zeigen, was wir erlebt haben, während dir in tiefer Narkose und ohne Bewusstsein dieses Wunder der Medizin geschah, an das wir uns immer wieder dankbar und in großer Freude erinnern. So wie heute, ein Jahr danach.

Meine Geschwister Angi und Chris stellten sich nach dem Dessert hin und meinten, sie würden jetzt etwas machen, was sie überhaupt nicht können. Weil auch ich etwas getan hätte, was eigentlich unmöglich sei. Die beiden begannen zu singen. Und sie holten sich dafür die Unterstützung meiner, unserer Freunde, so wie wir sie auch die ganze Zeit über von ihnen bekommen haben.

Sie setzten mich auf einen Barhocker, standen vor mir und sangen. Aus tiefstem Herzen schrien sie das Lied »That's what friends are for« heraus.

EPILOG

Seit mir eine neue Lunge transplantiert wurde, sind inzwischen mehr als drei Jahre vergangen. Und es vergeht kein Tag, an dem ich mir keine Gedanken über ihre Herkunft mache. Transplantierten wird meist nahegelegt, das neue Organ als das eigene anzusehen. Mir gelingt das nicht – und ich möchte das auch nicht.

Ich bin fest davon überzeugt, dass die Person, die mir ihre Lunge spendete, ein besonderer Mensch war und wir Freunde geworden wären, wenn sich unsere Wege gekreuzt hätten. Die Entscheidung dieses Menschen und die seiner Angehörigen, die Lunge zu spenden, hat mir das Leben gerettet und meinen Eltern, Geschwistern, meinen Freunden und mir wertvolle Lebenszeit geschenkt, die wir weiterhin gemeinsam verbringen können.

Ich kann wieder atmen! Ich kann aufstehen und laufen – das ist das Größte für mich, denn das bedeutet Freiheit.

Um diese Freiheit zu bewahren, trage ich große Verantwortung für meine Lunge, auch deshalb weil ich mich meinem Spender gegenüber verantwortlich fühle.

Die Lunge wohnt in mir, wir sind auf positive Weise voneinander abhängig, wir sind Freunde.

Wie in jeder Freundschaft gibt es Höhen und Tiefen, mal kleinere oder größere Unstimmigkeiten. Doch wir sind ein Team, das zusammenhält, ein Team, das unbedingt leben will.

Wie lange? Wie jeder andere Mensch auf der Welt kann auch ich nicht genau sagen, wie lange ich leben werde. Zurzeit schaue ich der Zukunft sehr positiv entgegen.

Ich bin glücklich, weil ich lebe.

Ich bin glücklich – und das ist vielleicht das Entscheidendste.

DANKSAGUNG CLAUDIA KOTTER

Ein Motivationsgrund, dieses Buch zu schreiben war unter Anderem auch der, Danke zu sagen.

Mir sind so viele Menschen begegnet, die mich unterstützt, mir geholfen, mich motiviert haben oder auch einfach nur bei mir waren, die in meiner Geschichte unerwähnt bleiben.

Bei all diesen Menschen möchte ich mich bedanken.

Besonders bei dem Menschen, der in der Endphase des Buches anfing, einen großen Teil in meinem Leben und Herzen einzunehmen. Einmal mehr wurde mir bewusst, wie viel wir gewinnen, wenn wir einfach auf unser Herz hören.

Gemeinsam mit meiner Familie möchte ich mich von ganzem Herzen bei dem Menschen und seinen Angehörigen bedanken, mit dessen Lunge ich weiterleben darf.

Dir, liebe Anke, von Herzen tausend Dank. Vor allem für deine einfühlsame Art und den unglaublich guten Humor, der die Zusammenarbeit an diesem Buchprojekt mit dir zu einem Erlebnis gemacht hat, das für immer unvergesslich bleibt.

Dank an Dennis Gansel, der auf die großartige Idee kam, Anke und mich zusammenzubringen. Und an meinen großen Freund Peter Smeets, der nicht nur mit viel Geduld und Nerven dieses Projekt unterstützt hat, ebenso Annette Rincker.

Lieber Wolfgang, trotz oder wegen unserer vielen Diskussionen wurde das Buch zum besten, das es werden konnte. Danke!

Henriette, du bist durch die Zusammenarbeit an dem Buch meine Freundin geworden. Ich danke dir.

Liebe Nicola, auch wenn wir uns aus den Augen verloren

haben, bist und bleibst du für mich das San-Diego-USA-Gefühl. Du hast mir, für uns beide unwissentlich, meine letzten Monate in absoluter Freiheit mit zu den besten meines Lebens gemacht. Von Herzen tausend Dank.

Oft waren es die alltäglichen Dinge, bei denen ich besondere Unterstützung benötigte.

Liebes Deli-Cut-Team, von der ersten Sekunde an habe ich mich in eurem Friseurladen wohlgefühlt. Vor allem dir, liebe Juliane, tausend Dank, dass ich, egal, in welcher Phase von Therapien ich mich befand, immer den perfekten Haarschnitt hatte. Ganz egal, ob kurz oder lang.

Liebe Sarah, danke für die großartige Idee, eines deiner Restaurants gleich neben der Charité zu eröffnen, dafür, Essen in die Klinik zu bringen und auf all meine Wünsche Rücksicht zu nehmen.

Liebes Team der Gethsemane Apotheke, ohne euch wäre ich sehr oft sehr aufgeschmissen. Danke für die Geduld mit mir und den Überblick bei all meinen Medikamenten.

Danke auch an Max Herre, Die Fantastischen Vier, Herbert Grönemeyer, Xavier Naidoo, Clueso und Söhne Mannheims. Ihr alle habt mir mit euren Liedern durch so viele Tiefen geholfen, mich in schlaflosen Nächten unterstützt und mir zu jeder Zeit mit eurer Musik in meiner von mir sehr geliebten Muttersprache Kraft, Freude und Hoffnung geschenkt. Ohne dass ihr es wisst, seid ihr alle ein großer, wichtiger Teil in meinem Leben!

Ganz besonders und aus tiefstem Herzen möchte ich mich bei allen Krankenschwestern und Pflegern, Physiotherapeuten und Ärzten bedanken, die mich die letzten 23 Jahre begleitet und unermüdlich unterstützt haben. Ich wünschte, man würde besonders diesen Berufsgruppen mehr Aufmerksamkeit,

Wertschätzung und finanziellen Ausgleich angedeihen lassen. Denn was kann uns allen wichtiger sein als eine liebevolle, intensive Betreuung in Zeiten, in denen es manchen von uns nicht gut geht?!

Liebe Angela, lieber Christian: Ihr zwei seid es, die immer rechts und links von mir und mit mir durchs Leben gehen. Egal, wann und warum ich mich zur Seite drehe, wovor ich die Augen verschließen oder welcher Situation ich lieber aus dem Weg gehen würde: Ihr steht und geht neben mir. Ich liebe euch!

Lieber Papa, unsere Beziehung ist für Worte zu komplex, unsere Liebe zu eigen. Meiner Liebe kannst du dir immer sicher sein. Ich bin stolz, deine Tochter zu sein.

Liebe Mami, für das, was ich fühle, wenn ich an dich und was du geleistet hast denke, reichen Worte nicht aus. Du bist die stärkste Persönlichkeit, die ich kenne. Dein Wille ist unzerstörbar, deine Liebe grenzenlos. Du bist mein Vorbild.

Ich liebe dich.

Tausend Dank!

Claudia

DANKSAGUNG ANKE GEBERT

Ich danke Claudia und all ihren Menschen für das Vertrauen und die Offenheit, mit mir die vielen Gespräche für dieses Buch zu führen. Es war für mich ein besonderes Erlebnis, eine Geschichte über ein so beeindruckendes Leben, über Freundschaft, Loyalität und Liebe zu Papier zu bringen.

Ich danke Ralf, Jan-Martin, Stephanie, Andreas und Maren, die mich während der Arbeit an diesem Buch wieder einmal so aufmerksam und unterstützend begleitet haben.

Und mein Dank gilt Henriette Gallus für das gute Lektorat.

Anke Gebert

MEDIZINISCHES GLOSSAR

BRONCHOSKOPIE
ist eine Lungenspiegelung, bei der in der Regel durch den Mund ein Schlauch von etwa 7 mm Durchmesser in die Bronchien der Lunge geführt wird. An dessen Ende befindet sich eine kleine Kamera mit Lichtquelle, die es erlaubt, die Bronchien von innen zu begutachten. Bei einer Bronchoskopie kann man ferner Flüssigkeiten aus den Bronchien absaugen oder auch Gewebeproben entnehmen.

CMV (ZYTOMEGALIEVIRUS)
ist ein sehr weit verbreitetes Virus, mit dem viele Menschen infiziert sind, ohne dadurch erkrankt zu sein. Bei Menschen mit geschwächtem Immunsystem (zum Beispiel bei Immunsuppression, Leukämie, HIV/Aids) kann das Virus allerdings zu schweren Entzündungen insbesondere der Lunge, des Auges oder des Darms führen. Ein Impfstoff ist nicht verfügbar; eine Therapie ist möglich, jedoch durchaus mit erheblichen Nebenwirkungen verbunden.

HERZINSUFFIZIENZ
Ist das Herz nicht mehr in der Lage, das Gewebe des Körpers ausreichend mit Blut und damit mit Sauerstoff zu versorgen, spricht man von einer Herzmuskelschwäche oder Herzinsuffizienz. Dies kann je nach zugrundeliegender Ursache eine oder auch beide Herzkammern betreffen.

Wenn der Druck im Lungenkreislauf zum Beispiel durch

Wenn der Druck im Lungenkreislauf zum Beispiel durch eine Lungenfibrose ansteigt, muss die rechte Herzkammer das Blut gegen stark erhöhten Widerstand in die Lunge pumpen und es entsteht eine → *pulmonale Hypertonie* (»Lungenhochdruck«). Infolge dieser Belastung verdickt sich die Herzwandmuskulatur der rechten Herzkammer zunächst. Schafft das Herz diese zusätzliche Pumpleistung auch dann nicht mehr, erweitert sich die rechte Herzkammer, und es kommt zum Einbruch der Leistung des rechten Herzens. Blut, das nicht in die Lunge gepumpt werden kann, staut sich zurück in den Körperkreislauf. Es kommt zur Rechtsherzinsuffizienz mit häufigen Herzrhythmusstörungen und Wasseransammlungen im Körper.

HU-LISTUNG

Die High-Urgent-Listung ist die höchste Form des Dringlichkeitsstatus auf der Warteliste für eine Lungentransplantation. Zahlreiche Charakteristika müssen vorliegen, damit ein Patient HU-gelistet wird. Seine Lebenserwartung ohne Transplantation liegt beispielsweise häufig unter zwei Jahren, er ist sauerstoffpflichtig, häufig liegt eine → *pulmonale Hypertonie* oder auch Bluthusten vor. Die HU-Listung stellt sicher, dass der Patient, so ein passendes Organ eintrifft, den Vorzug vor »normal« gelisteten Patienten erhält. Nach dieser dringlichen Listung darf der Patient das Klinikum, in dem er stationär aufgenommen wurde, üblicherweise nicht mehr verlassen.

Die unterschiedlichen Listungstypen auf der Transplantationsliste unterscheiden sich nach fortschreitend schlechterem Gesundheitszustand des Patienten. Zunächst die aktive Listung (transplantierbar), gefolgt von der dringlichen Lis-

HU). Liegt eine Infektion vor, die eine Operation unmöglich macht, wird der Status auf nicht transplantierbar (NT) gesetzt, bis sich der Zustand stabilisiert hat.

LUNGENFIBROSE

Bei der Lungenfibrose kommt es zu einer Zunahme von kollagenem Bindegewebe in der Lunge. Die Lunge verliert ihre Elastizität und kann sich beim Atmen nicht mehr ausreichend ausdehnen. Das verhärtete Gewebe reißt beim Ausdehnen der Lunge und kann in die Lungenflügel bluten. Lungenbläschen und Lungengewebe werden schließlich zu einer bindegewebsartigen Struktur und verlieren so ihre Fähigkeit, den Gasaustausch im Körper zu gewährleisten.

LUNGENTRANSPLANTATION

Als Lungentransplantation bezeichnet man die Übertragung einer oder beider Lungenflügel eines hirntoten Menschen (Spender) auf einen anderen Menschen (Empfänger), der aufgrund einer Lungenerkrankung nach menschlichem Ermessen nur noch eine sehr eingeschränkte Lebensdauer und -qualität hat.

Die Lunge wird dabei – wie andere Organe zur Transplantation auch (Ausnahme: Lebendspende einer Niere) – ausschließlich hirntoten Patienten entnommen, deren irreversibler Hirntod in Deutschland von zwei vom Transplantationsteam unabhängigen und speziell geschulten Ärzten sicher diagnostizierte werden muss. Dazu gibt es eine Vielzahl an gesetzlich geregelten Untersuchungsmethoden und einzuhaltenden Zeitabläufen.

Die Vergabe von verfügbaren Organen wird über eine unabhängige Institution (Eurotransplant in Leiden/Nieder-

unabhängige Institution (Eurotransplant in Leiden/Niederlande) für die Beneluxländer, Deutschland, Österreich, Slowenien und Kroatien koordiniert und erfolgt ausschließlich nach Dringlichkeit und Wartezeit sowie unter Berücksichtigung essenzieller körperlicher Merkmale von Spender und Empfänger. Im Jahr 2007 wurden in Deutschland insgesamt 284 Lungentransplantationen durchgeführt. Gelistet für eine Lungentransplantation sind in Deutschland mehr als doppelt so viele Patienten. (www.eurotransplant. org)

MYKOBAKTERIOSE

Mykobakteriosen sind Infektionen mit Mykobakterien. Zu den Mykobakterien gehören die Erreger der Tuberkulose, aber auch andere – in der Regel weniger aggressive – Bakterien dieser Familie. Mykobakterien zeichnen sich durch eine wachsartige Hülle (säurefeste Stäbchen) und ein sehr langsames Wachstum aus; beides Umstände, die eine Behandlung sehr schwierig und langwierig gestalten. Meist müssen Mykobakteriosen über viele Monate mit Kombinationen nebenwirkungsreicher Medikamente therapiert werden. Mykobakteriosen betreffen fast ausschließlich Menschen mit stark vorgeschädigten Organen (z.B. Lungenfibrose) oder erheblich geschwächtem Immunsystem (z.B. sehr hohes Alter, Mangelernährung, Immunsuppression, Leukämie, HIV/Aids).

PULMONALE HYPERTONIE

Bei der pulmonalen Hypertonie steigt aufgrund von Gefäßveränderungen in der Lunge der Widerstand im Lungenkreislauf an, wodurch das Herz zunehmend höheren Druck aufbringen muss. Der Herzmuskel des rechten Ventrikels verdickt sich dadurch zunächst. Im weiteren Verlauf sind die

Anpassungsmechanismen erschöpft und die Herzkammer erweitert sich. Dies führt dann zu → *Herzinsuffizienz.*

RAYNAUD-SYNDROM

Das sekundäre Raynaud-Syndrom ist bei Sklerodermie ein Frühsymptom. Die Finger, aber auch die Füße werden durch Kältereize weiß oder lila. Die Blutgefäße der Finger ziehen sich krankheitsbedingt krampfartig zusammen, und es kommt zu Durchblutungsstörungen. Hauptgefahr der Raynaud-Attacken, und damit der Minderdurchblutung der Finger oder Zehen, ist die Bildung sogenannter Nekrosen, also Bereichen, in denen Zellen im Körper absterben, was zur Amputation führen kann.

SKLERODERMIE

Die Sklerodermie (sklero = hart, dermie = Haut) ist eine seltene Autoimmunerkrankung und zählt zur Gruppe der Kollagenosen. Kollagen ist ein Bestandteil des Bindegewebes; im Falle einer Sklerodermie verhärtet sich dieses, verliert seine Elastizität und somit seine Funktionsfähigkeit. Es werden zwei grundlegende Verlaufsformen unterschieden:

Die eine beschränkt sich auf das Bindegewebe der Haut. Sie ist für den Patienten eine störende, vielleicht sogar einschränkende Erkrankung, sie ist aber nicht lebensbedrohlich.

Die andere kann auch das Gefäßsystem und die inneren Organe betreffen. Je nach Organbefall und Verlauf, können gravierende Funktionsstörungen und körperliche Beeinträchtigungen entstehen. Charakteristisch ist dann die Entstehung von Vernarbungen in den Gefäßen und im Bindegewebe, in unterschiedlichem Ausmaß.

MEDIKAMENTEN- UND WIRKSTOFFLISTE

DICODID® (Wirkstoff: Hydrocodon)
Dicodid® ist ein Mittel gegen Husten aus der Gruppe der Opioide; es wird subkutan injiziert. Es gehört in die Gruppe der Antitussiva, mit Wirkung durch zentralen Angriff am Hustenzentrum. Daneben besitzt es einen analgetischen (schmerzstillenden) Effekt. Es wird bei sehr starkem Husten, der zu lebensbedrohlichen Zuständen führen und durch andere Maßnahmen nicht unterdrückt werden kann, angewendet. Der Wirkstoff von Dicodid®, Hydrocodon, birgt ein erhebliches Abhängigkeitspotenzial. Bei längerem Gebrauch können sich eine Toleranz sowie psychische und physische Abhängigkeit entwickeln. Daher unterliegt Dicodid® der Betäubungsmittelverschreibungsverordnung.

IMMUNSUPPRESSIVA
sind Arzneimittel, die die Immunreaktionen des Körpers unterdrücken und abschwächen. Sie werden bei entzündlichen Erkrankungen, Autoimmunerkrankungen und nach Transplantationen zum Verhindern einer Abstoßungsreaktion des Körpers eingesetzt. Es gibt eine Vielzahl von Substanzen, die eine immunsuppressive Wirkung haben. Eine davon ist Kortison.

KORTISON
ist ein chemischer Wirkstoff, der sich vom Cortisol ableitet und zu den natürlichen Hormonen der Nebenniere gehört,

den Steroidhormonen. Die wichtigste Eigenschaft des Kortisons in der Therapie ist seine Entzündungshemmung. In höheren Dosen kann es aber auch immunsuppressiv wirken und beispielsweise (in der Regel in Kombination mit weiteren → *Immunsuppressiva*) die Abstoßung transplantierter Organe verhindern.

TRACLEER® (Wirkstoff: Bosentan)
ist ein Arzneimittel, das den Wirkstoff Bosentan enthält. Es wird zur Behandlung von Patienten mit → *pulmonaler arterieller Hypertonie* (PAH) der Klasse III eingesetzt. Die »Klasse« bezieht sich auf den Schweregrad der Erkrankung. »Klasse III« bedeutet eine deutliche Einschränkung der körperlichen Leistungsfähigkeit. Da es nur wenige Patienten mit PAH und mit *systemischer Sklerose* gibt, gilt *Tracleer®* als Arzneimittel für seltene Leiden *(Orphan-Arzneimittel)*. Bosentan blockiert ein körpereigenes Hormon (Endothelin), das die Blutgefäße verengt. Somit erweitert es die Blutgefäße und senkt den erhöhten Gefäßwiderstand insbesondere im Bereich der Lunge und der rechten Herzseite, die das Blut in die Lunge pumpt. Durch die Erweiterung der Blutgefäße werden der Blutdruck gesenkt und die Symptome (Leistungsverlust, Atemnot) gelindert. Bei Patienten speziell mit → *systemischer Sklerodermie* verbessert Bosentan die Blutzirkulation auch in den Fingern und Zehen.

TRAMAL® (Wirkstoff: Tramadol)
ist ein zentral wirksames Schmerzmittel aus der Gruppe der Opioide. Seinen schmerzlindernden Effekt erzielt es durch seine Wirkung an spezifischen Nervenzellen des Rückenmarks. Es besitzt, im Gegensatz zu Morphin, über einen wei-

ten Dosisbereich keine atemdepressive (die Atmung dämpfende) Wirkung.

VENTAVIS® (Wirkstoff: Iloprost)
ist eine Lösung zur Inhalation mit einem Vernebler (wird eingesetzt, um die Atemluft mit sehr feinen Medikamententröpfchen zu versetzen; so gelangen die Wirkstoffe direkt in die Bronchien). Ventavis wird ebenfalls zur Behandlung von → *pulmonaler Hypertonie* der funktionellen Klasse III eingesetzt. Der Wirkstoff Iloprost ist eine Substanz, die einer natürlich im Körper vorkommenden Substanz sehr ähnlich ist. Diese ist für die Weitung der Blutgefäße verantwortlich. Durch diese Weitung der Blutgefäße wird der Blutdruck in der Lunge gesenkt.

Der Verlag dankt Dr. Till Kinkel für die fachliche Beratung bei der Erstellung des Glossars, Dr. Frank Brauner für die Rechtsberatung, Annette Rincker für den guten Geist und ganz besonders Dr. Peter Smeets für die Initiative und freundliche Unterstützung.

Editorische Notiz
Das vorliegende Buch erzählt eine wahre Geschichte aus subjektiven Perspektiven. Die Erinnerung spricht, und vor allem anderen zählt die Aufrichtigkeit, mit der dies geschieht.

1. Auflage 2010

Coverdesign: www.studiograu.de
Lektorat und Glossar: Henriette Gallus
Typografie und Satz: Frese, München, www.frese-werkstatt.de
Druck und Bindung: Kösel, Altusried-Krugzell
Printed in Germany

ISBN 978-3-936738-81-0

www.blumenbar.de